"生命健康　安全教育"救护系列教材

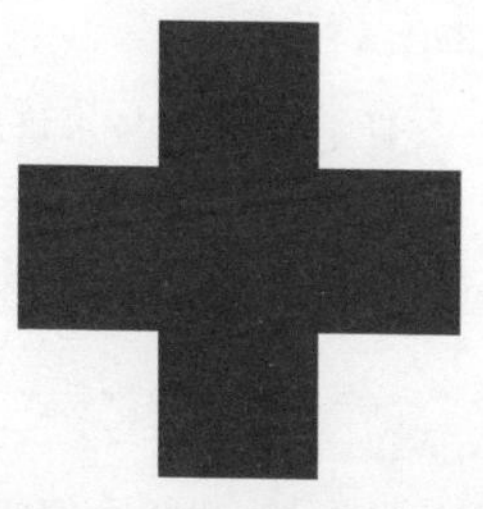

救　护　员

中国红十字会总会　编著

人民卫生出版社

图书在版编目（CIP）数据

救护员 / 中国红十字会总会编著 . —北京：人民卫生出版社，2015

“生命健康 安全教育”救护系列教材

ISBN 978-7-117-21870-2

Ⅰ. ①救… Ⅱ. ①中… Ⅲ. ①急救 – 技术培训 – 教材 Ⅳ. ①R459.7

中国版本图书馆 CIP 数据核字（2015）第 304579 号

中国红十字会	**www.redcross.org.cn**	
人卫社官网	**www.pmph.com**	**出版物查询，在线购书**
人卫医学网	**www.ipmph.com**	**医学考试辅导，医学数据库服务，医学教育资源，大众健康资讯**

救　护　员

编　　著：中国红十字会总会
出版发行：人民卫生出版社（中继线 010-59780011）
地　　址：北京市朝阳区潘家园南里 19 号
邮　　编：100021
E - mail：pmph @ pmph.com
印　　刷：北京盛通印刷股份有限公司
开　　本：889 × 1194　1/32　　**印张**：4
字　　数：104 千字
版　　次：2015 年 12 月第 1 版　2024 年 11 月第 1 版第 56 次印刷
标准书号：ISBN 978-7-117-21870-2/R · 21871
定　　价：12.00 元
打击盗版举报电话：010-59787491　E-mail：WQ @ pmph.com
（凡属印装质量问题请与本社市场营销中心联系退换）

编 委 会

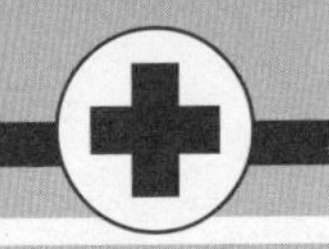

总序

生命健康是人类社会一切文明进步的基础和前提。但是，各种意外伤害和突发急症却时刻威胁着人们的生命健康。通过有效地传播和普及应急救护知识和技能，可以使人人都成为生命守护者，最大限度地保护生命和健康。

作为应急救护知识和技能普及的主要推动者，中国红十字会始终将该项工作放在核心地位，并得到了党和政府的大力支持。1993 年颁布的《中华人民共和国红十字会法》赋予红十字会开展救护培训的法定职责。2012 年印发的《国务院关于促进红十字事业发展的意见》，明确提出要发挥红十字会在公众参与的应急救护培训中的主体作用，积极推动红十字救护培训进社区、进农村、进学校、进企业、进机关，不断提高应急救护知识在群众中的普及率。

应急救护培训的普及和质量保证，有赖于统一、权威的标准化教材。我会历来十分重视救护培训教材的编纂工作。“十一五”期间，在国家福利彩票公益金项目支持下，我会编印了《救护》、《救护员指南》两本培训教材。在多年的教学实践中，这两本教材被全国各级红十字会广泛采用，受到各地应急救护培训师资和救护员的普遍欢迎。

近年来，在各级红十字会的共同努力下，全国应急救护培训工作迅猛发展，每年培训红十字

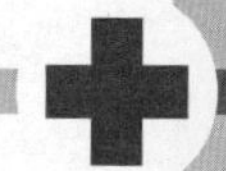

救护员达300余万名，普及救护知识超过1000万人次。随着应急救护培训工作的深入开展，对培训教材有了更高的要求，应急救护技术不仅要与最新国际指南同步，也要更加科学、全面。为此，我会在“十二五”彩票公益金“生命健康 安全教育”项目支持下，组织编写了本套应急救护系列教材，包括核心教材——《救护师资教程》(3册)、《救护员》(中、英文各1册)及扩展教材——《救护指南》、《家庭急救》、《水上救生》、《驾驶员救护》、《救护队》，共10册。本套教材定位为群众性应急救护培训用书，技术标准与最新国际指南保持一致，确保科学性、权威性；风格上力求简明、易读，突出体现红十字特色。

本套应急救护系列教材的编写凝聚着所有编著者和相关工作人员的心血和汗水，也得到了全国各级红十字会大力支持，在此谨致以诚挚的谢意！

我们希望，本套教材能在推动群众性应急救护培训中发挥积极作用，帮助广大群众学习和掌握急救知识和技能，在灾难和伤害发生时，真正成为生命和健康的守护者。

中国红十字会副会长　王海京

二〇一五年五月

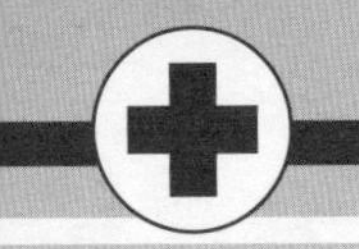

前言

在灾难、事故、急症发生的现场，在专业医疗急救人员抵达之前，经过培训的红十字救护员就是生命的守护者。中国红十字会依法开展群众性应急救护培训，对经过培训且考试合格者颁发“红十字救护员证”，鼓励并组织红十字救护员开展现场应急救护，减少伤残，挽救生命。

《救护员》是我会原有《救护员指南》的修订版，是各级红十字会开展应急救护培训的指定教材。在修订过程中，我们着重三个方面的完善。第一是增加了“红十字运动知识”章节，阐明应急救护与“红十字”的渊源，体现红十字人道救护的理念；第二是采纳了最新国际指南的技术标准，对相关章节进行改写，保证知识和技术的更新与国际同步；第三是在内容上更多地采取图表和图片的表现形式，力求简明、易学。

该书包括红十字运动基本知识、救护概论、心肺复苏和创伤救护4章核心内容，同时收录常见急症、意外伤害和突发事件等内容，与新修订的救护员培训大纲“4+X”教学模式相适应。培训中，师资在教授核心内容的基础上，可以根据学员实际需求，选择选修内容。

希望广大师资和救护员提出宝贵意见和建议，促进教材的进一步完善。

编　者

二〇一五年十二月

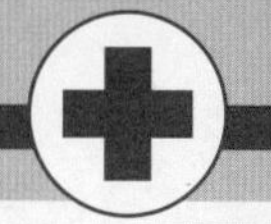

目录

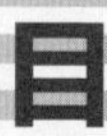

第一章　红十字运动基本知识……………………………1

第一节　红十字运动的起源………………………………2

第二节　红十字运动的组成和标志………………………2

第三节　红十字运动的基本原则…………………………4

第二章　救护概论…………………………………………7

第一节　应急救护的目的和原则…………………………8

第二节　红十字救护员……………………………………10

第三节　应急救护的程序…………………………………11

第四节　应急救护的注意事项……………………………14

第三章　心肺复苏…………………………………………21

第一节　概述………………………………………………22

第二节　心肺复苏的基础知识……………………………22

第三节　生存链……………………………………………26

第四节　现场心肺复苏的程序及操作技术………………27

第五节　自动体外除颤器(AED)…………………………36

第六节　气道异物梗阻……………………………………40

第四章　创伤救护…………………………………………51

第一节　概述………………………………………………52

第二节　创伤出血与止血…………………………………55

第三节　现场包扎技术……………………………………64

第四节　骨折固定…………………………………………73

第五节　关节脱位与扭伤…………………………………80

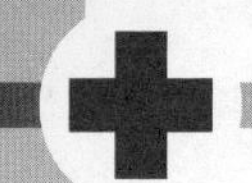

第六节　伤员的搬运护送……80
第七节　特殊创伤处置……89

第五章　常见急症……103

第一节　晕厥……104
第二节　急性冠状动脉综合征……104
第三节　脑卒中……105
第四节　糖尿病急症……106
第五节　支气管哮喘……106
第六节　癫痫……107

第六章　意外伤害……109

第一节　交通事故……110
第二节　烧烫伤……110
第三节　中暑……111
第四节　电击伤……112
第五节　淹溺……112
第六节　犬咬伤……113

第七章　突发事件……115

第一节　火灾……116
第二节　地震……117
第三节　踩踏……118

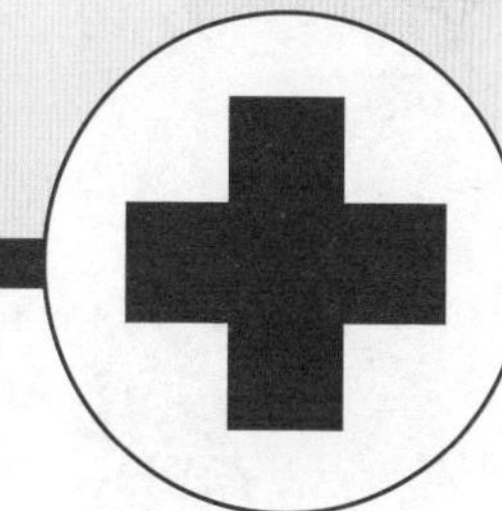

第一章

红十字运动基本知识

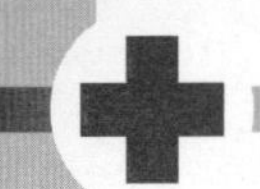

第一节　红十字运动的起源

红十字运动起源于战场救护，是人类文明进步的象征，是人类社会发展的必然产物。瑞士人亨利·杜南(1828—1910)是红十字运动的创始人(图1)。

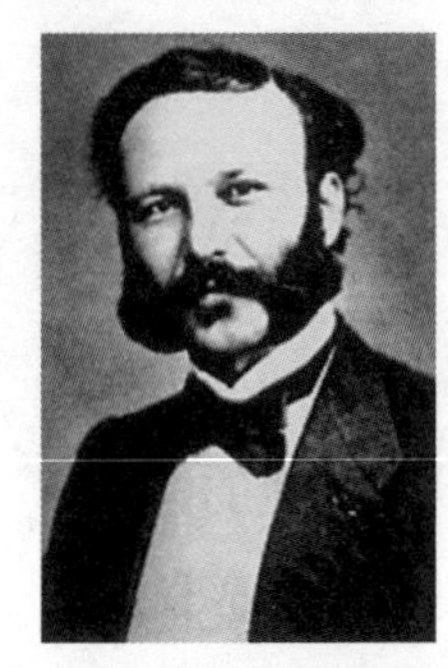

图1　亨利·杜南

1859年6月24日，奥地利陆军与法国-撒丁(意大利邦国之一)联军30多万人激战于意大利北部的索尔弗利诺，双方伤亡惨重，约有4万伤兵被遗弃在战场。6月25日，亨利·杜南因商务活动途经此地，为惨相所震惊，当即协调各方，发动村民，投入战场救护。回到日内瓦后，他立即撰写了《索尔弗利诺回忆录》。书中提出两项重要建议：一是在各国设立全国性的志愿伤兵救护组织，平时开展救护技能训练，战时支援军队医疗工作；二是签订一份国际公约给予军事医务人员和医疗机构及各国志愿的伤兵救护组织以中立的地位。

1863年2月9日，"伤员救护国际委员会"(红十字会国际委员会的前身)宣告成立；1864年8月22日，第一个日内瓦公约——《关于改善战地陆军伤者境遇之日内瓦公约》正式签署。

1948年，红十字会与红新月会国际联合会理事会决定将5月8日(亨利·杜南的生日)定为世界红十字日。

2000年，国际联合会确定每年9月的第二个星期六为世界急救日。

第二节　红十字运动的组成和标志

红十字运动由三个部分组成，即：红十字国际委员会(简称国际委员会)；红十字会与红新月会国际联合会(简称国际联合

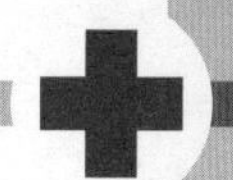

会)；国家红十字会或红新月会(简称各国红会)。

一、红十字国际委员会

国际委员会的前身是由亨利·杜南等5位日内瓦公民组成的“伤兵救护国际委员会”，1875年更名为红十字国际委员会。

二、红十字会与红新月会国际联合会

国际联合会是世界上各国红十字会和红新月会的联合组织，创立于第一次世界大战后的1919年。

三、国家红十字会或红新月会

各国红会是本国政府人道工作的助手，是独立自主的全国性团体，是红十字运动的基本成员和重要力量。

四、红十字运动的标志

红十字运动标志，是红十字运动的象征，体现着当今世界的人道与同情。

1. 标志的含义

保护作用——是标示在战争、武装冲突中必须受到尊重和保护的人员和设备、设施。

标明作用——是标示与红十字活动有关的人或物。

2. 红十字运动标志

红十字标志(图2)、红新月标志(图3)、红水晶标志(图4)。

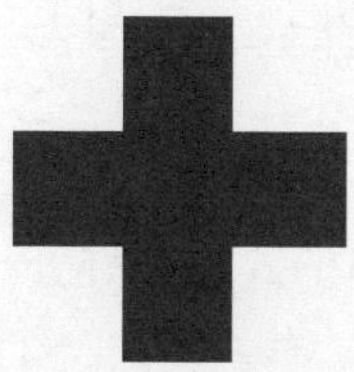

图2　红十字标志

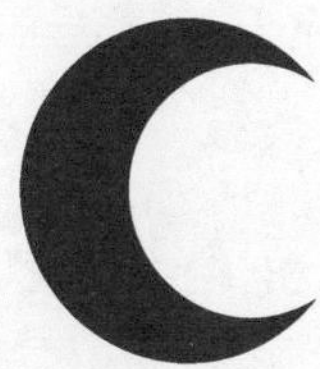

图3　红新月标志

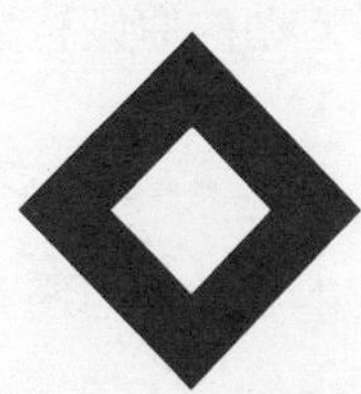

图4　红水晶标志

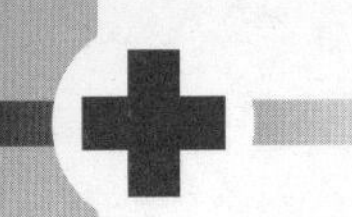

第三节 红十字运动的基本原则

红十字运动基本原则,即:人道、公正、中立、独立、志愿服务、统一、普遍,这七项原则既是本运动全部组成机构所必须遵守的特定准则,也是本运动的各种行为的标准和规范。

一、人道

国际红十字与红新月运动的本意是不加歧视地救护战地伤员,努力防止并减轻人们的痛苦,不论这种疾苦发生在什么地方。本运动的宗旨是保护人的生命和健康,保障人类的尊严;促进人与人的相互了解、友谊和合作,促进持久和平。

二、公正

本运动不因国籍、种族、宗教信仰、阶级和政治见解而有所歧视,仅根据需要,努力减轻人们的疾苦,优先救济困难最紧迫的人。

三、中立

本运动在冲突双方之间不采取立场,任何时候也不参与涉及政治、种族、宗教或意识形态的争论。

四、独立

本运动是独立的。必须始终保持独立,以便任何时候都能按本运动的原则行事。

五、志愿服务

本运动是志愿救济运动,绝不期望以任何形式得到好处。

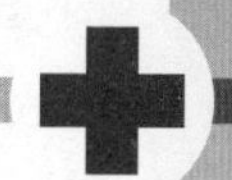

六、统一

任何一个国家只能有一个红十字会或红新月会。

七、普遍

国际红十字与红新月运动是世界性的。

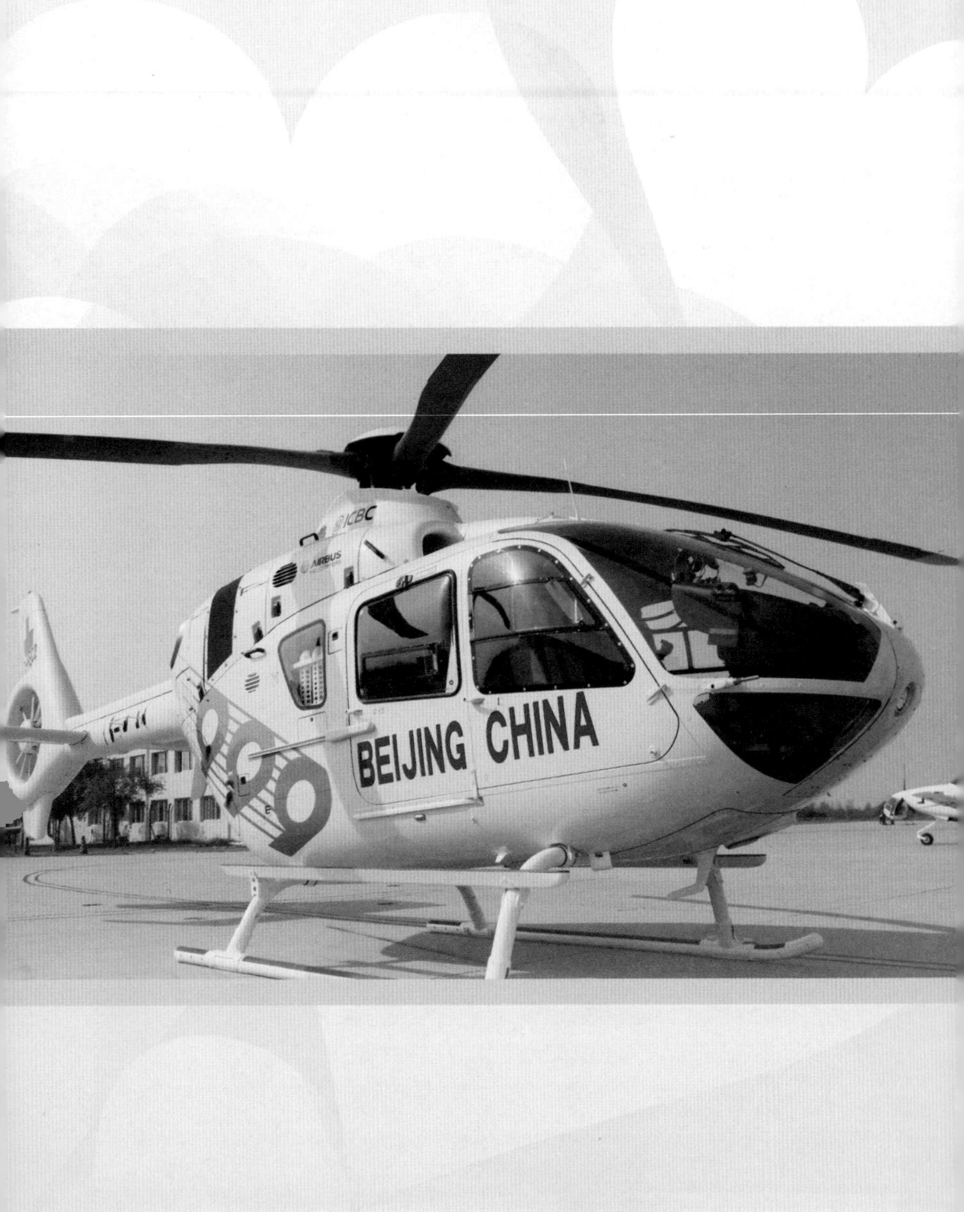
ICBC
AIRBUS
BEIJING CHINA

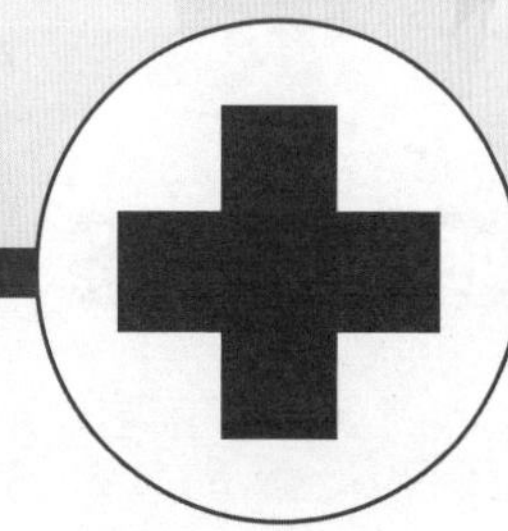

第二章

救 护 概 论

应急救护对于挽救伤病员的生命，防止伤病恶化和促进伤病员恢复有重要的意义。作为应急救护人员在各种不同的环境中，应在保证自身安全的前提下，冷静地采取各种有效的救护措施，从身体和精神上救护伤病员。非医疗专业人员只要认真完成应急救护课程的培训，就能掌握应急救护的技能，增强救护他人的信心，成为一名合格的救护员。

第一节 应急救护的目的和原则

一、应急救护的定义

应急救护是指在突发伤病或灾害事故的现场，在专业人员到达前，为伤病员提供初步、及时、有效的救护措施。这些救护措施不仅是对伤病员受伤身体和疾病的初步救护，也包括对伤病员的心理支持。

二、应急救护的目的

1. 挽救伤病员生命

在现场采取任何急救措施的首要目的是挽救伤病员的生命。

2. 防止伤病恶化

尽可能防止伤病继续发展和产生继发损伤，以减轻伤残和死亡。

3. 促进身心恢复

救护要有利于伤病的后期治疗及伤病员身体和心理的康复。

三、应急救护的原则

（一）保证安全

发生事故的现场可能存在着危险因素，救护员进入现场，首

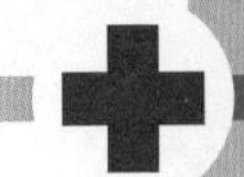

先要考虑环境是否安全。

1. 现场可能存在的主要危险因素

(1) 交通事故中受损的汽车是否有起火、爆炸或再次倾覆。

(2) 脱落的高压电线或其他带电物体。

(3) 化学物质、腐蚀性物质、放射性物质等泄漏。

(4) 地震后的建筑物倒塌,余震的发生。

(5) 有毒气体,如一氧化碳等。

(6) 其他危险因素。

2. 现场的安全防护措施

(1) 关闭受损汽车的发动机,防止起火爆炸;同时拉起手刹,防止车辆滑动;在车后位置放置警示标志。

(2) 抢救电击伤者时,要首先设法切断电源。

(3) 戴防护手套,必要时穿防护服。

(4) 在室外遇到雷雨天气时,要避开高压线、大树,不要使用手机。

(5) 其他防护措施。

(二) 防止感染

应急救护时要做好个人防护及伤病员的保护。

1. 救护员在处理伤病员的伤口前应洗手,戴医用手套。如果没有医用手套,也可用塑料袋代替。

2. 有条件时戴口罩。

3. 处理有大量出血的外伤时应戴防护眼镜或防护罩。

4. 在进行人工呼吸时,要使用呼吸面膜或呼吸面罩。

(三) 及时、合理救护

现场如果伤病员较多,救护员应根据先救命、后治伤的原则进行救护。

1. 如果现场安全,不宜移动较重的伤病员;如果现场存在危险因素,应将伤病员转移到安全的地点再进一步救护,避免造成二次伤害。

2. 伤势较重的伤病员避免进食、进水,以免造成窒息。

（四）心理支持

伤病员由于发生疾病或受到意外伤害，常会出现情绪紊乱，救护员要关心和理解伤病员的情感，采取保护伤病员的措施。

第二节 红十字救护员

一、红十字救护员的定义

凡是接受红十字会救护课程培训，通过考试取得证书，即可成为红十字救护员，红十字救护员不仅要掌握应急救护的基本技能，还要有爱心和社会责任感，当意外伤害或急症发生时，能够立即为伤病员实施应急救护。

二、红十字救护员的基本任务

1. 确认现场安全。
2. 迅速判断伤病员的伤病程度。
3. 尽快寻求帮助，拨打急救电话。
4. 采用正确的方法救护伤病员。

三、红十字救护员的施救原则

1. 表明自己“红十字救护员”的身份。
2. 救护行为应符合正确的现场救护操作方法。
3. 救护员抢救伤病员是志愿行为，要发扬人道主义精神，做到：

（1）施救不存在偏见，平等对待每一位伤病员。

（2）不擅自拿取伤病员的财物。

（3）不应期望伤病员任何方式的回报。

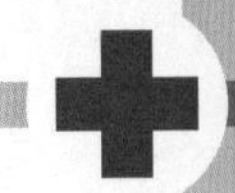

四、红十字救护员的法律保障

《中华人民共和国民法总则》第 184 条规定:因自愿实施紧急救助行为造成受助人损害的,救助人不承担民事责任。

第三节　应急救护的程序

应急救护时,要在环境安全的条件下,迅速、有序地对伤病员进行检查和采取相应的救护措施(即 D.R.-A.B.C.D.E 程序)。

一、评估环境(danger)

在任何事故现场,救护员要冷静地观察周围。判断环境是否存在危险,必要时采取安全保护措施或呼叫救援。只有在确保安全的情况下才能进行救护。

二、初步检查和评估伤(病)情

(一) 检查反应(response)

如怀疑伤病员意识不清,救护员用双手轻拍伤病员的双肩,并在其耳边大声呼唤,观察是否有反应(图 5);如是婴儿,用手掌拍其足底(图 6)。

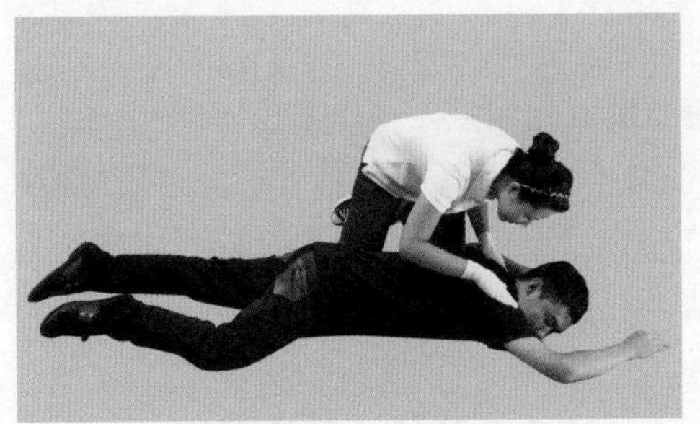

图 5　判断成人意识

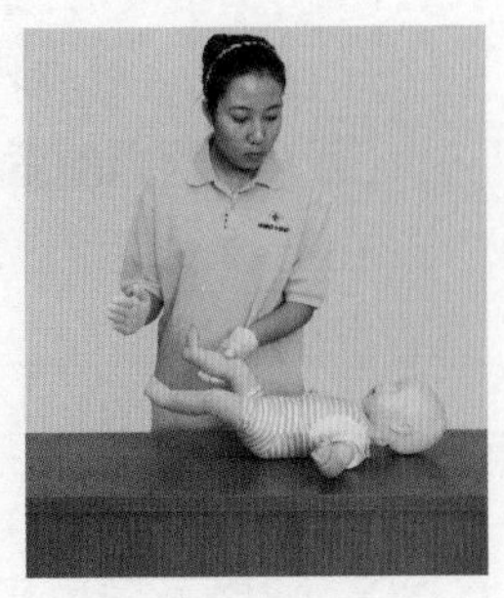

图 6　判断婴儿意识

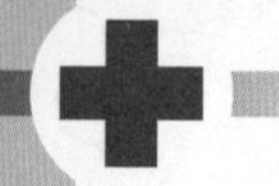

如伤病员没有反应，要立即呼救；如伤病员有反应，应继续检查伤病情况，采取相应救护措施。

（二）检查气道（airway）

对没有反应的伤病员，要保持气道通畅。采用仰头举颏法打开气道（图 7）。

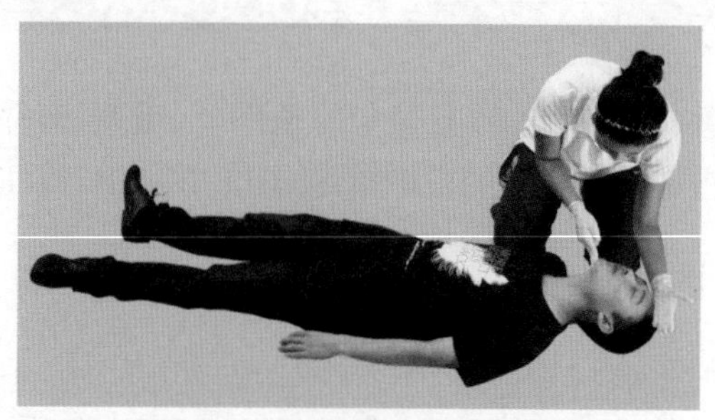

图 7　仰头举颏法打开气道

（三）检查呼吸（breathing）

用“听、看、感觉”的方法判断伤病员有无呼吸或异常呼吸，检查时间约 10 秒。

（四）检查循环（circulation）

如发现伤病员没有呼吸（或叹息样呼吸），即可以假定伤病员已出现心搏骤停，应立即施行心肺复苏。

如伤病员有呼吸，应继续检查伤病情况，注意伤病员有无外伤及出血，采取相应救护措施，并将伤病员安置于适当体位。

（五）检查清醒程度（disability）

在抢救过程中，要随时检查伤病员的伤病程度，判断伤病情是否发生变化。

1. 完全清醒　伤病员眼睛能睁开，能正确回答救护员的问题。

2. 对声音有反应　伤病员对救护员的大声问话有反应，能按指令动作。

3. 对疼痛有反应　伤病员对救护员的问话没有反应，但对

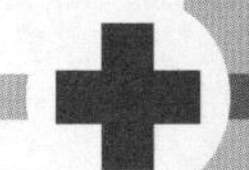

疼痛刺激有反应。

4. 完全无反应 伤病员对任何刺激都没有反应。

(六) 详细检查伤情(exposure)

在伤病员情况较平稳、现场环境许可的情况下,应充分暴露受伤部位,以便进一步检查和处理。

三、呼救

发现伤病员伤病严重时,应及时拨打急救电话"120"(北京市为"120"或"999")。在拨通急救电话后要清楚地回答急救中心接线员的询问,并把以下情况简短说明(图8):

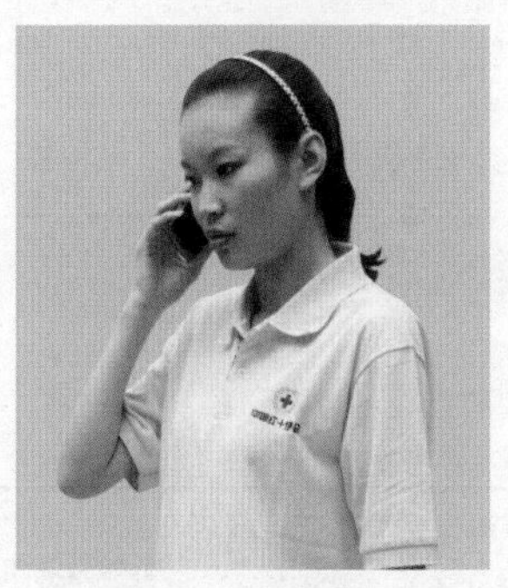

图8 紧急呼救

1. 伤病员所在的具体地点。最好说明该地点附近的明显标志。

2. 伤病员人数。

3. 伤病员发生伤病的时间和主要表现。

4. 可能发生意外伤害的原因。

5. 现场联系人的姓名和电话号码。

拨通急救电话后,如果不知该说什么,一定要清楚、准确地回答接线员的问话,并等接线员告诉可以结束时,再挂断电话。

四、现场救护程序(图9)

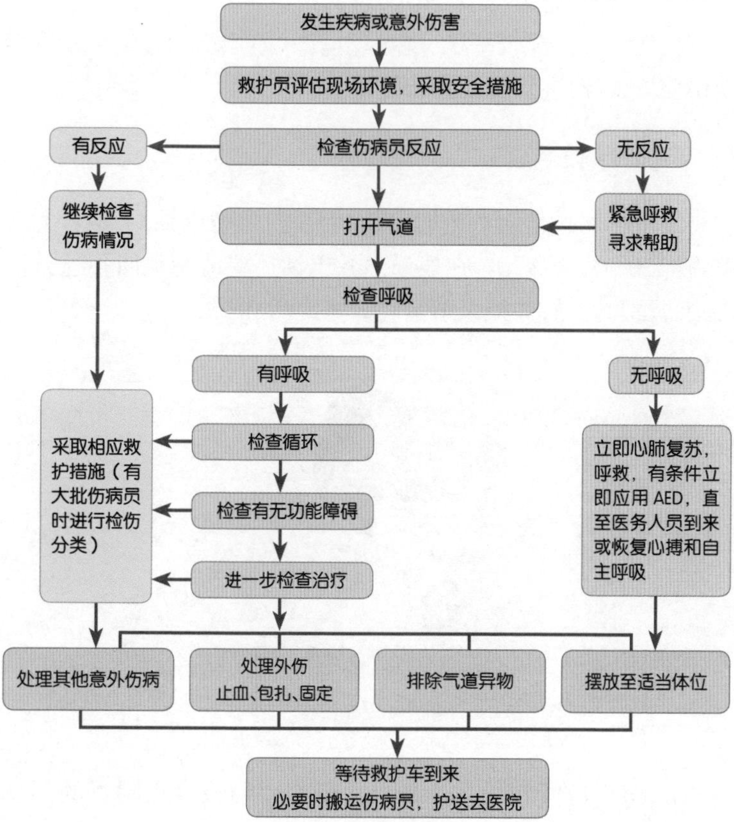

图9 现场救护流程图

第四节 应急救护的注意事项

一、大批伤员的救护

重大事故现场常有大批伤病员等待救援，急救人员不足时，要按照国际救助优先原则(简明检伤分类法)救护伤病员(表1)。

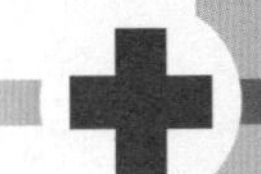

表1 简明检伤分类表

类别	程度	标志	伤情
第一优先	危重	红色	呼吸频率 >30 次 / 分或 <6 次 / 分；有脉搏搏动，毛细血管复充盈时间 >2 秒；有意识或无意识。
第二优先	重	黄色	呼吸频率 6~30 次 / 分；有脉搏搏动，毛细血管复充盈时间 <2 秒；能正确回答问题、按指令动作。
第三优先	轻	绿色	可自行走动。
死亡	致命	黑色	无意识、无呼吸、无脉搏搏动。

伤病员的分类应以醒目的标志卡表示，标志卡的颜色采用红、黄、绿、黑四色系统（表 2）。

表 2 标志卡含义

> 红色：第一优先（或即刻优先），表示伤病员情况危重，有生命危险，如果得到紧急救治则有生存的可能。
>
> 黄色：第二优先（或紧急优先），表示伤病员情况严重但相对稳定，允许在一定时间内救治。
>
> 绿色：第三优先（或延期优先），表示伤病员可以自行走动，不需要紧急救治。
>
> 黑色：表示伤病员无意识、无呼吸、无脉搏搏动或已死亡。

二、重伤病员体位

为了维护伤病员的生命，有利于伤病员的恢复，在救护车到来前，应将重伤病员放置于适当的体位。

（一）复原体位

复原体位适合意识不清但有正常呼吸，且不怀疑有脊柱损伤的伤病员。处理方法如下（图 10a、b、c、d、e、f、g、h、i）：

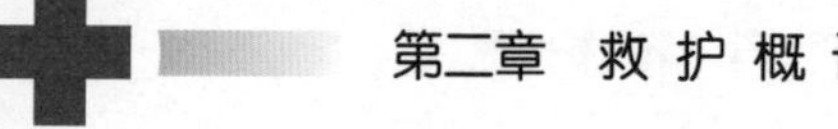

1. 救护员跪在伤病员一侧，将同侧的上肢外展，肘部弯曲成直角，置于头外侧。

2. 将对侧的上肢屈曲放在其胸前，手置于其同侧肩部。

3. 将对侧膝部弯曲。

4. 救护员用一手拉对侧肩部，用另一手拉伤病员弯曲的膝部，使其翻转成侧卧。

5. 调整伤病员的头部，使其稍后仰，并使面部枕于手背上，

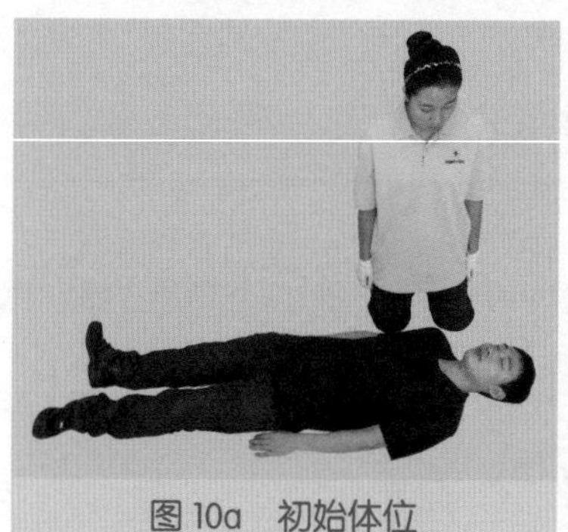
图 10a 初始体位

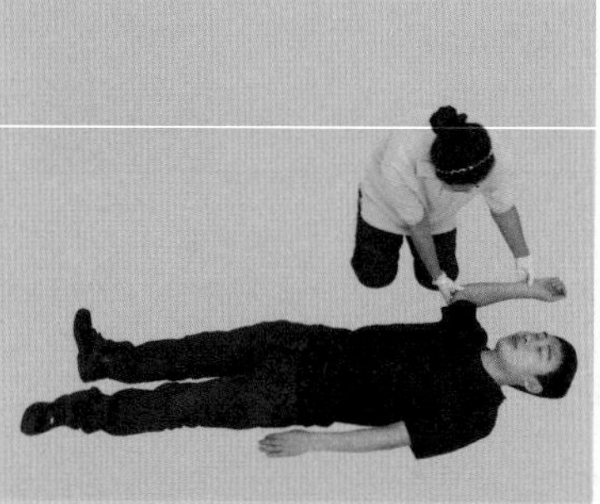
图 10b 同侧上肢屈肘外展

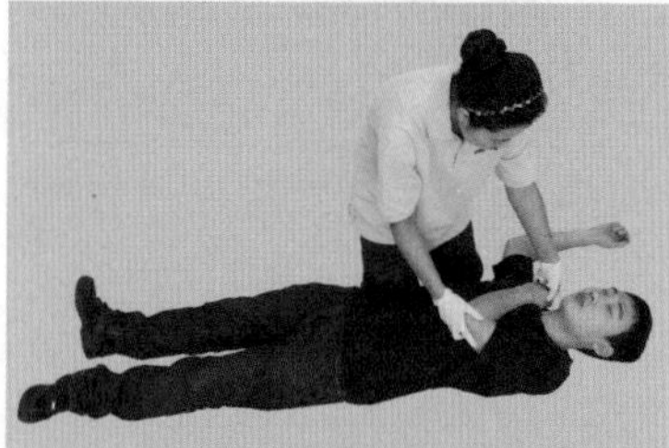
图 10c 对侧上肢屈曲，手置于肩部

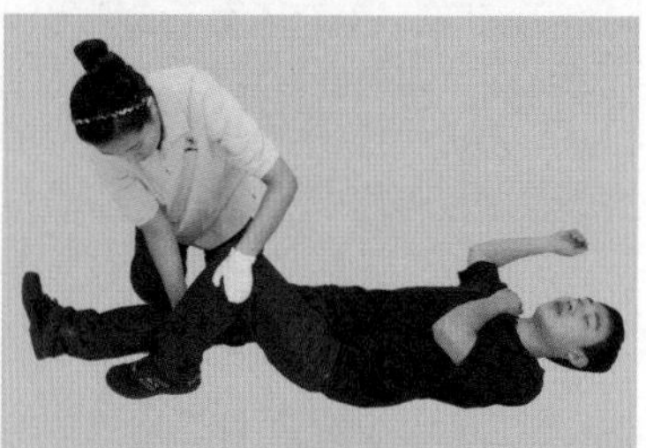
图 10d 对侧膝部屈曲

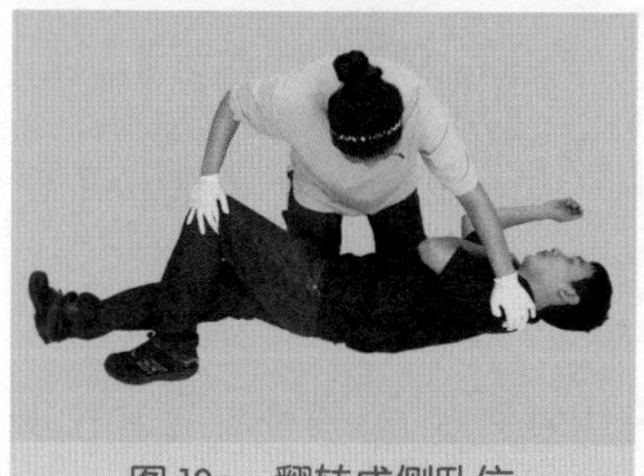
图 10e 翻转成侧卧位

图 10f 面部枕于手背

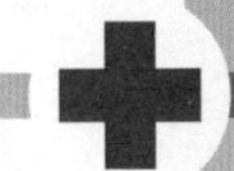

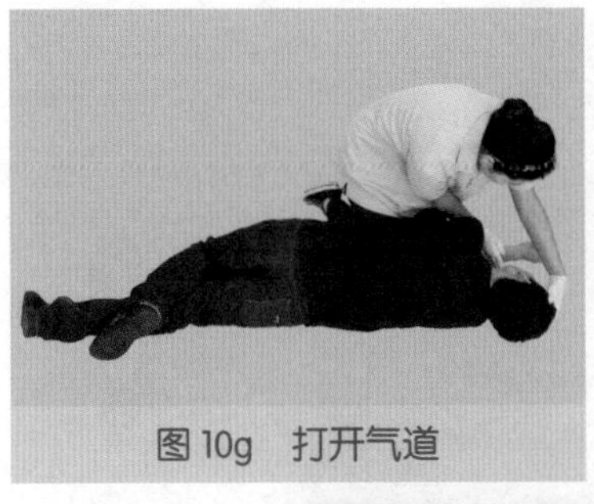

图 10g　打开气道

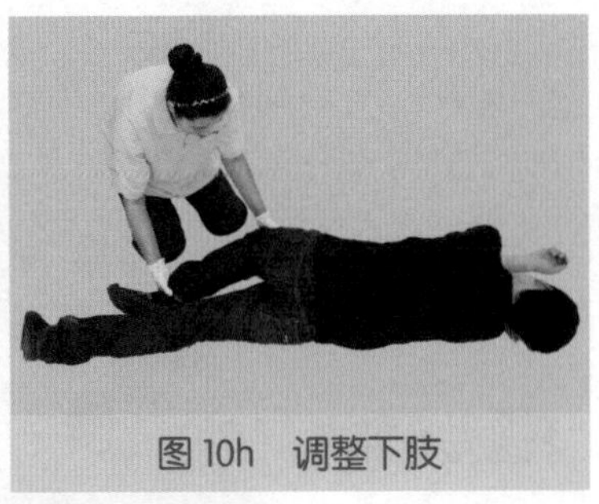

图 10h　调整下肢

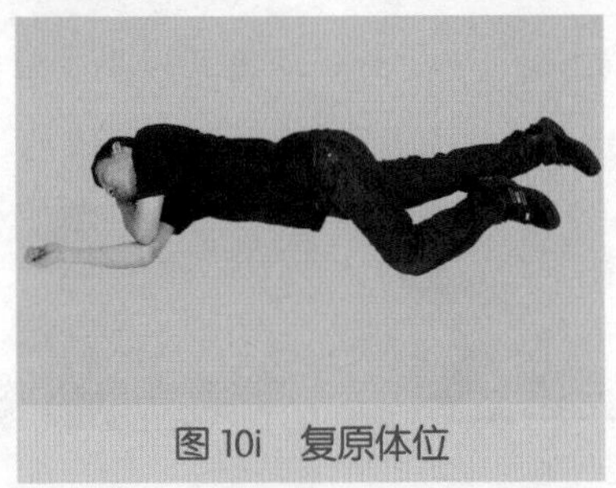

图 10i　复原体位

图 10　复原体位的处理方法

保持气道通畅。

6. 调整伤病员的下肢，使髋关节和膝关节弯曲置于伸直腿的前方。

（二）俯卧位翻转为仰卧位

如果伤病员意识不清，且处于俯卧位，应将伤病员翻转为仰卧位。对怀疑有脊柱损伤的伤病员应尽量保持其原体位不动。处理方法如下（图 11a、b、c、d、e、f、g、h、i）。

1. 救护员跪在伤病员一侧，将伤病员双侧上肢向上伸直，将对侧足部搭在同侧小腿上。

2. 救护员用一只手保护伤病员头颈部，用另一只手伸入对侧腋下，将伤病员缓慢翻转成仰卧位。

3. 将伤病员向上伸直的上肢放在身体侧面。

（三）孕妇体位

伤病员如果是孕妇，应首选左侧卧的复原体位。

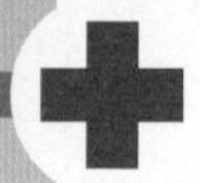

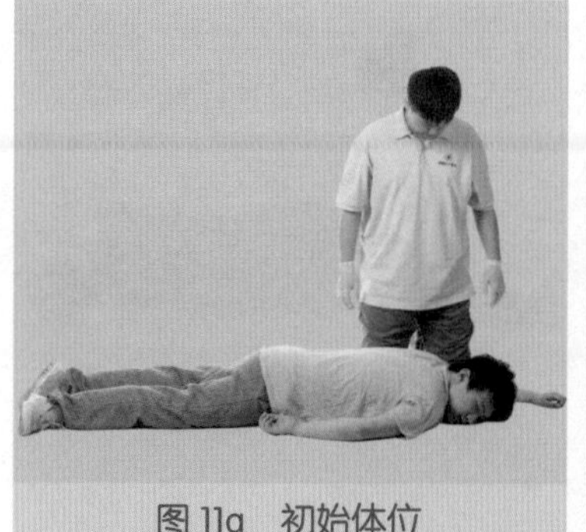

图 11a 初始体位

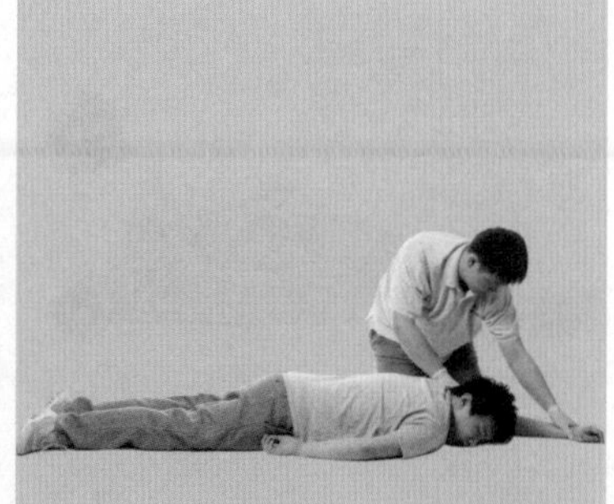

图 11b 将同侧上肢向上伸直

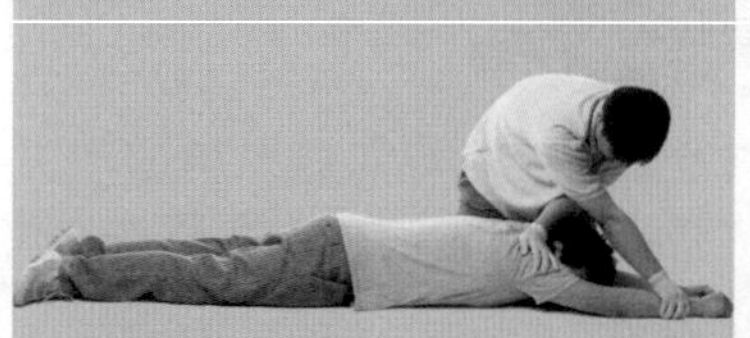

图 11c 将对侧上肢向上伸直

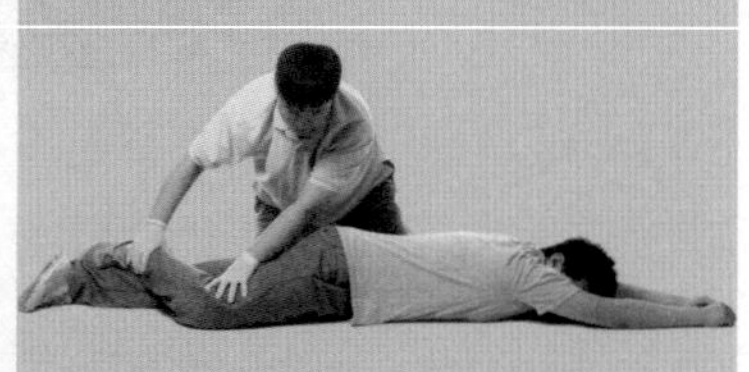

图 11d 将对侧足部搭在同侧小腿上

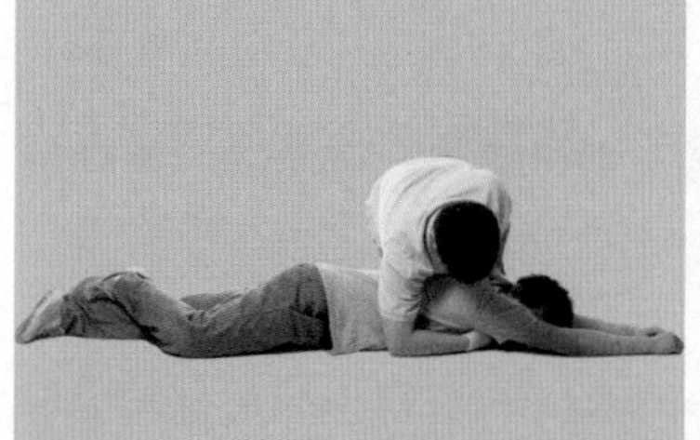

图 11e 保护头颈部并将另一手插入腋下

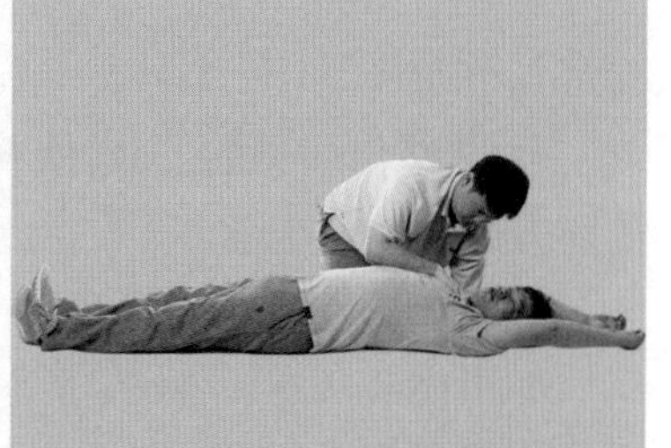

图 11f 翻转为仰卧位

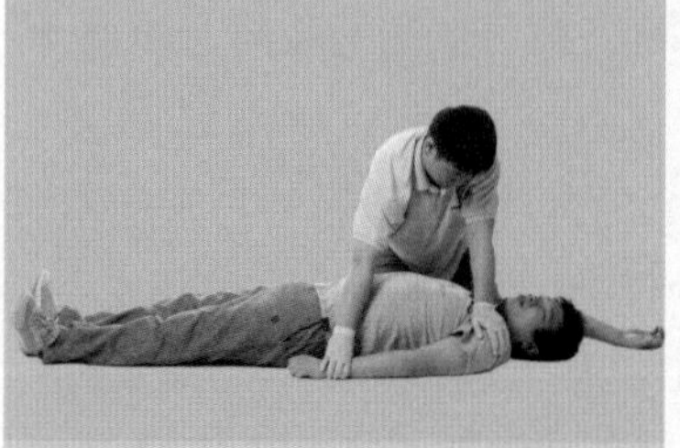

图 11g 将对侧上肢放在身体侧面

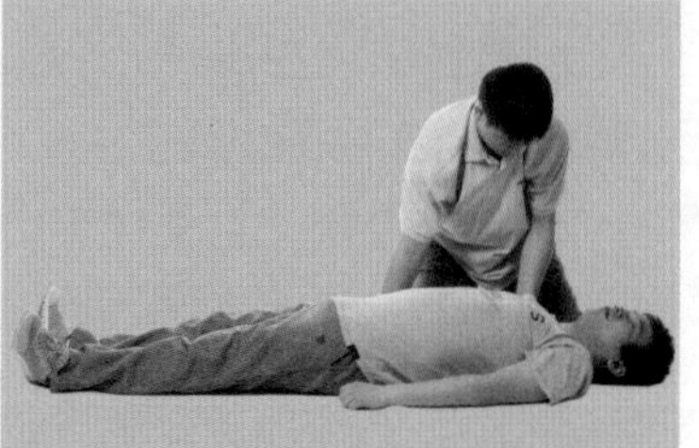

图 11h 将同侧上肢放在身体侧面

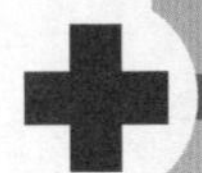

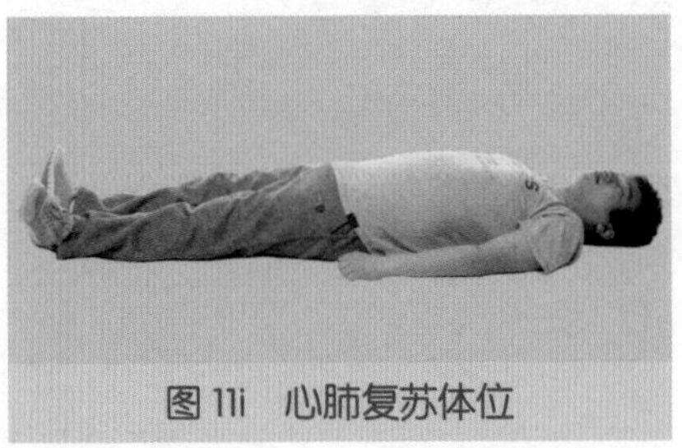

图 11i 心肺复苏体位

图 11 俯卧位翻转为仰卧位的处理方法

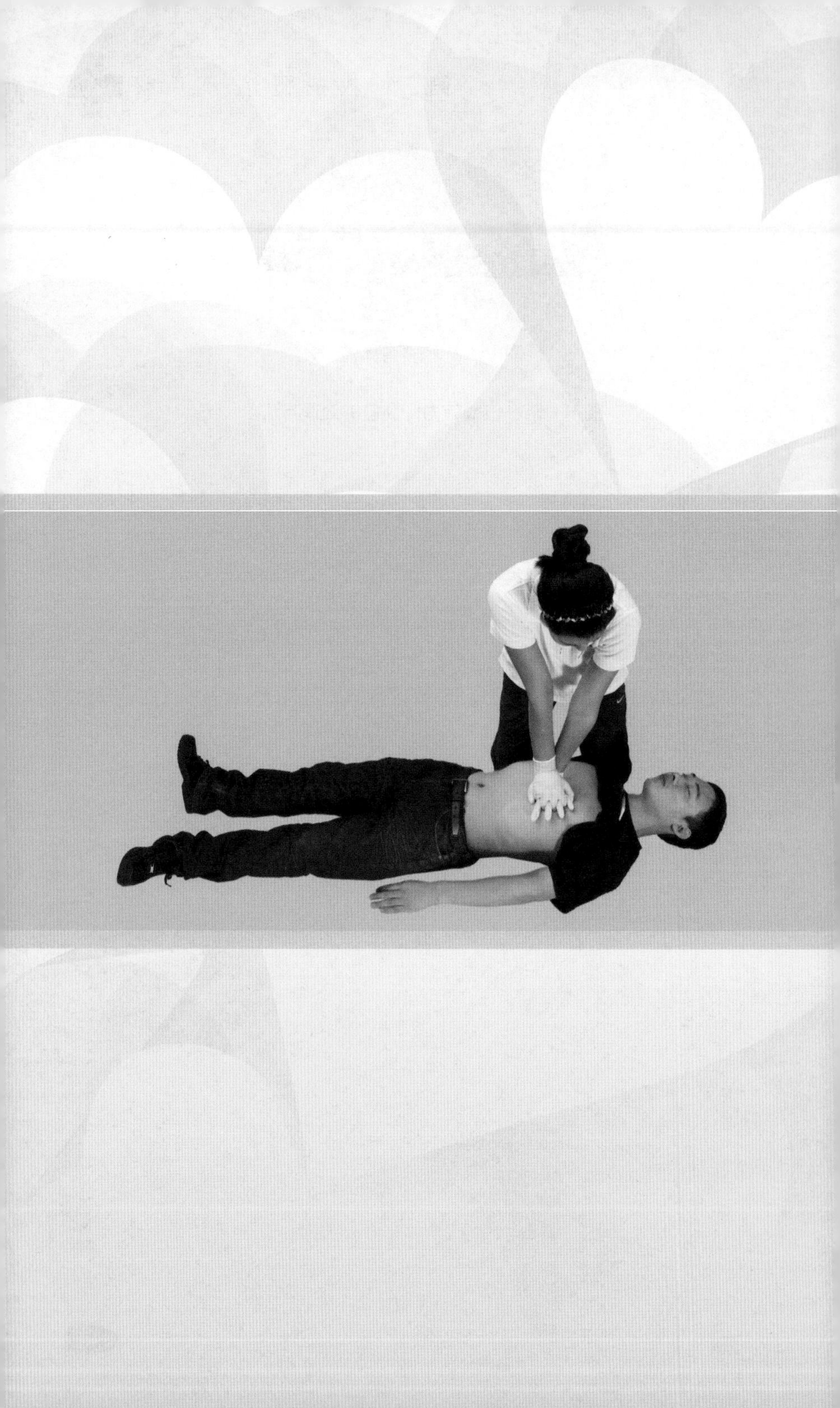

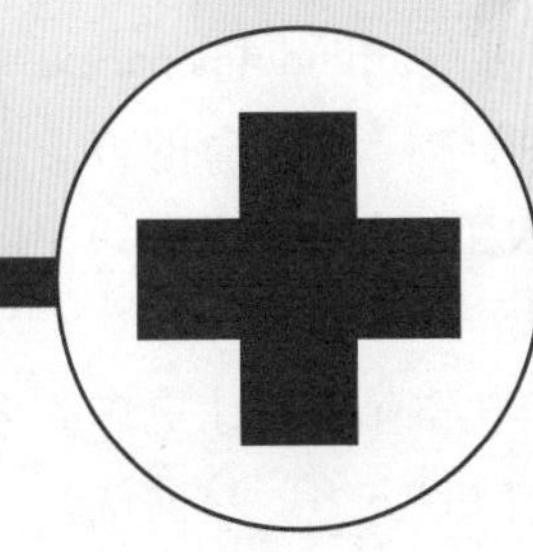

第三章

心 肺 复 苏

第一节　概　　述

心搏骤停是指患者心脏有效泵血功能突然丧失，导致血液循环停止，全身各个脏器的血液供应完全中断，如不及时恢复心搏，患者可发生临床死亡。心肺复苏(cardiopulmonary resuscitation，CPR)是最基本的抢救呼吸、心搏骤停者生命的方法，通过徒手、应用辅助设备及药物来维持人工循环、呼吸和纠正心律失常。

为了能使更多心搏骤停患者获救成功，非常有必要让更多人接受CPR的学习和培训，使之成为应急救护的主力。目前认为，高质量CPR是自主循环恢复后获得最佳预后的基石，挽救生命并且恢复正常功能状态是CPR的终极目标。

第二节　心肺复苏的基础知识

在日常生活中，心脏急症是发生心搏骤停最常见的原因，许多意外伤害如电击、淹溺、中毒及严重创伤等都可导致呼吸、心搏骤停。一旦发现发生心搏骤停者，必须争分夺秒，采取现场心肺复苏，才有可能挽救心搏骤停者生命。

一、呼吸系统与其功能

(一) 呼吸系统的解剖结构

呼吸系统由呼吸道和肺组成。

1. 呼吸道　由鼻、咽、喉、气管、支气管及其分支组成，是气体进出的通道。

2. 肺　为气体交换的器官，位于胸腔内，纵隔的两侧，分为左、右肺。

3. 膈肌　分隔胸腔与腹腔，是重要的呼吸肌。膈肌收缩时胸腔扩大，空气进入肺内；舒张时胸腔缩小，肺内气体呼出。

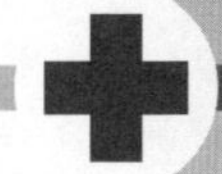

（二）呼吸的生理功能

机体的呼吸过程是通过外呼吸（肺呼吸）、氧气在血液内通过血红蛋白携带运输、内呼吸（细胞呼吸）来完成的。氧气由肺泡进入毛细血管，组织呼出的二氧化碳从毛细血管到达肺泡，通过肺“吐故纳新”后，心将富含氧的血液输送到全身，供给生命活动需求。

二、心血管系统与其功能

心血管系统由心、动脉、静脉、毛细血管组成。

（一）心的结构

心是一个肌性收缩器官，位于胸腔纵隔内，周围裹以心包。心内包含四个腔，即左、右心房和左、右心室（图 12）。心如同“动力泵”，推动血液定向流动。

心肌的生理特征：心肌组织具有兴奋性、自律性、传导性和收缩性四种生理特征。心的传导系统由特殊的心肌细胞构成，其功能是产生并传导冲动，维持心的正常节律，包括窦房结、房室结、房室束及浦肯野纤维。

（二）血液循环

1. 体循环　由左心室搏出携带氧气和营养物质的动脉血液，经主动脉及其各级分支流向全身毛细血管，通过毛细血管完成组织内气体和物质交换，将代谢产物及二氧化碳汇入小静脉，经上、下腔静脉流入右心房。

2. 肺循环　回到右心房的静脉血液由右心室搏出，经肺动脉至毛细血管网进行气体交换，再将富含氧的动脉血液经肺静脉汇入左心房。

3. 毛细血管　介于小动脉和小静脉之间为毛细血管网，在此进行血液与组织间气体及物质交换（图 13）。

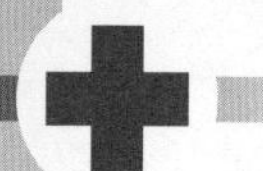

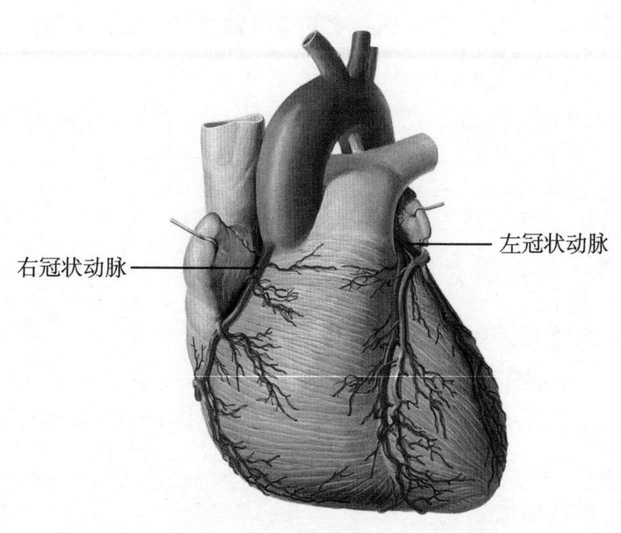

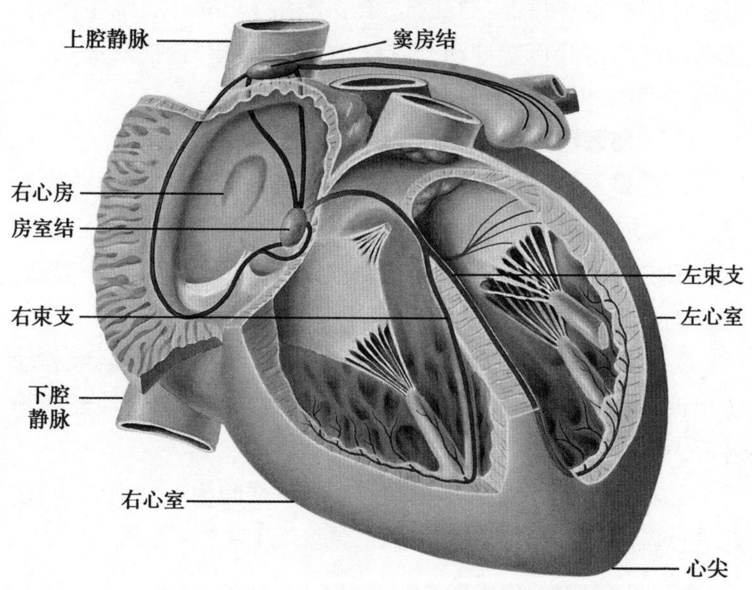

图12 心

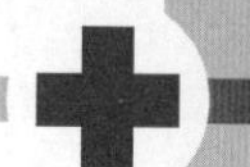

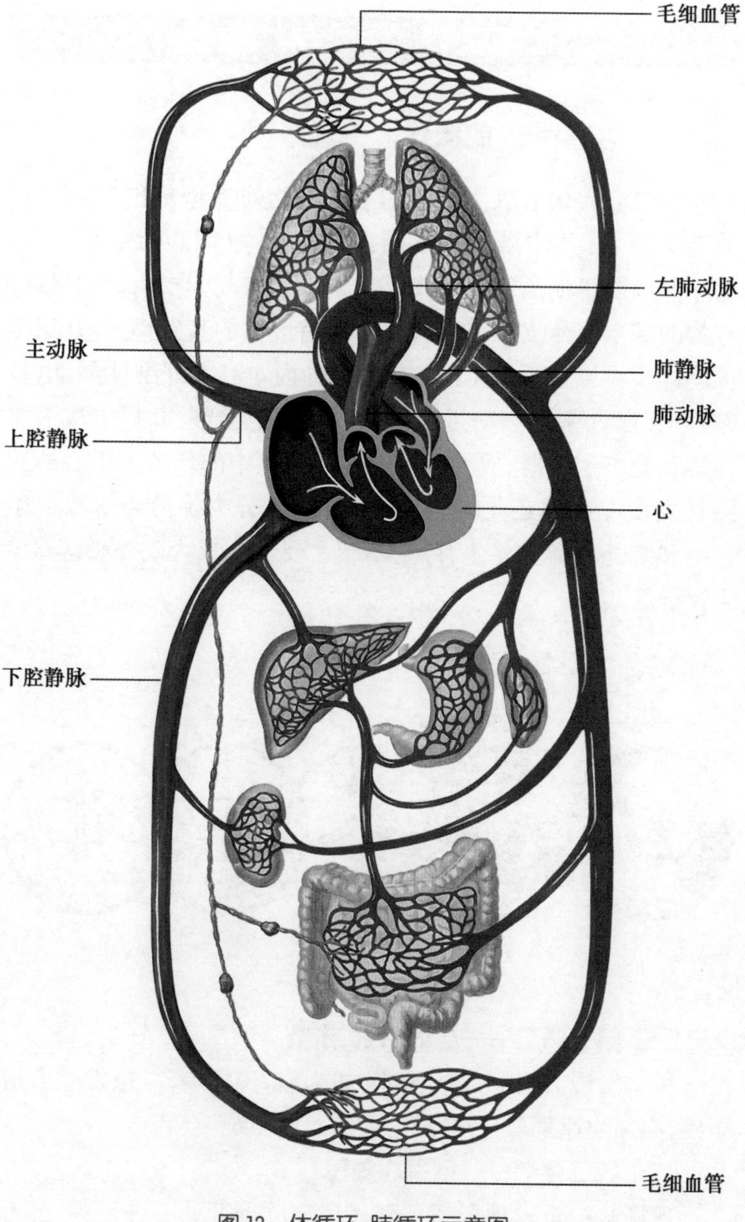

图 13 体循环、肺循环示意图

第三节 生存链

一、"生存链"的概念

1992年美国心脏协会（AHA）心肺复苏指南提出"生命链"的基本概念，具体描述了早期识别求救、早期心肺复苏、早期电除颤以及早期高级生命支持。国际心肺复苏指南继续强调，有效的基本生命支持是高级生命支持成功的基础，复苏开始尽可能减少中断高质量CPR，在数分钟内对心室纤维性颤动（室颤）和无脉性室性心动过速的患者进行电除颤，并提出成人生存链和儿科生存链，成人心搏骤停生存链中的环节基于心搏骤停是发生在院内还是院外而有所不同，分为院内心搏骤停生存链和院外心搏骤停生存链，本节主要介绍成人院外心搏骤停生存链。

二、生存链（图14）

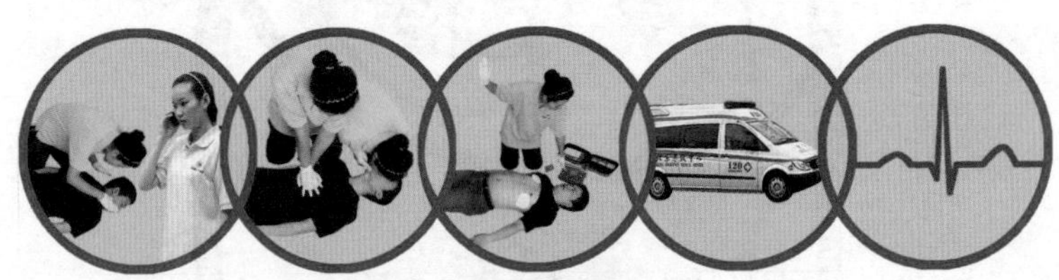

图14 生存链

（一）第一环节——尽早识别、求救

尽早发现心搏骤停的预兆，如胸痛、气短等，一旦发生心搏骤停，必须快速采取行动，及时启动急救系统。

（二）第二环节——尽早心肺复苏

现场救护员发现心搏骤停者后应立即开始心肺复苏，患者生存率会成倍增加。对婴儿和儿童的心肺复苏的意义更大。

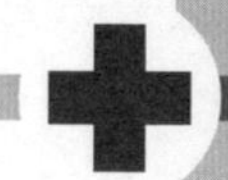

（三）第三环节——尽早电除颤

如果可以多些人懂得使用自动体外除颤器(automated external defibrillator，AED)，对提高院外心搏骤停者的生存机会起关键作用。

（四）第四环节——尽早高级生命支持

尽早高级生命支持是另一个关键环节。一般需由2人以上组成的院前急救小组对心搏骤停者提供更有效的生命支持。

（五）第五环节——心搏骤停后综合救治

即使已出现自主循环恢复，仍要强调多学科综合优化救治，从心搏骤停识别开始，经CPR后一系列救治，直至患者存活出院。

第四节 现场心肺复苏的程序及操作技术

现场救护员首先对患者有无反应、意识和呼吸做出基本判断。只要发现无意识、无呼吸(或叹息样呼吸)，立即向急救系统求救后开始CPR。

一、识别判断

判断意识：现场救护员在患者身旁快速判断其有无损伤和反应，判断成人意识可轻拍患者双肩，并大声呼叫："你怎么了？"判断婴儿意识可用手指轻弹或拍其足底。患者无动作或应声，即判断为无意识。

判断呼吸：如患者无意识，应立即检查患者有无呼吸。如果患者为俯卧位，先将其翻转为仰卧位再检查呼吸。保持患者呼吸道通畅，采用"听、看、感觉"的方法判断呼吸，检查时间约10秒。

二、呼叫、求救

发现患者无意识、无呼吸(或叹息样呼吸)，应立即高声呼叫：

1. 快来人呀，有人晕倒了！

2. 我是救护员。

3. 请这位先生(女士)帮忙拨打“120”,附近如果有 AED 请取来。

4. 有会救护的请帮忙。

在拨通急救电话后,要清楚地回答接线员的询问,并进行简要说明(见第二章第三节)。

三、心肺复苏体位

如果救护员判断患者无意识、无呼吸(或叹息样呼吸),将患者置于心肺复苏体位。

(一) 救护员位置

救护员位于患者的一侧,近胸部部位(见第二章)。

(二) 心肺复苏体位

如果患者处于俯卧位或其他不宜复苏的体位,救护员应将患者翻转为复苏体位(图 15)。

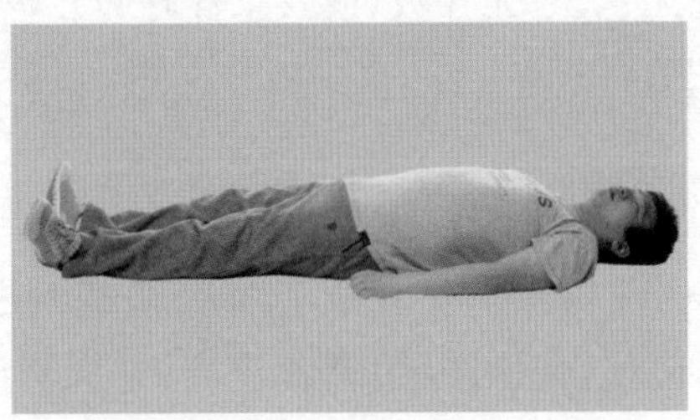

图 15 心肺复苏体位

四、徒手心肺复苏

(一) 胸外按压

1. 确定按压部位

(1) 胸部正中、两乳头连线水平,即胸骨下半部(图 16a、b、c)。

(2) 难以准确判断乳头位置时(如体型肥胖、乳头下垂等),可采用滑行法。

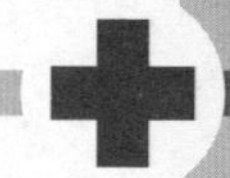

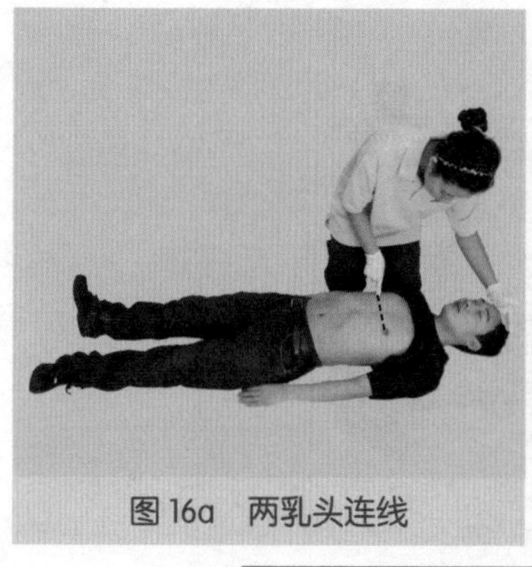

图 16a 两乳头连线

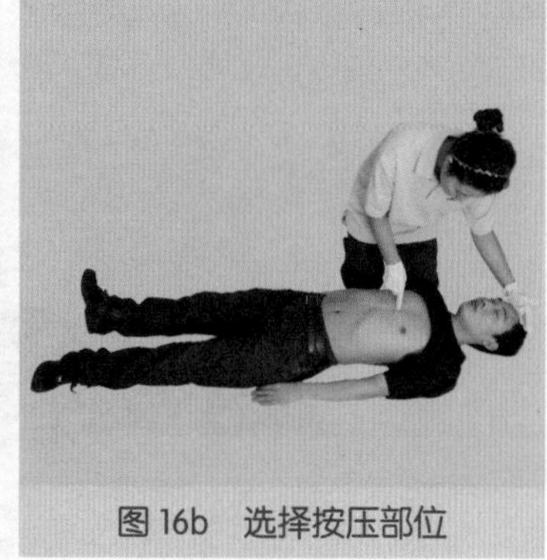

图 16b 选择按压部位

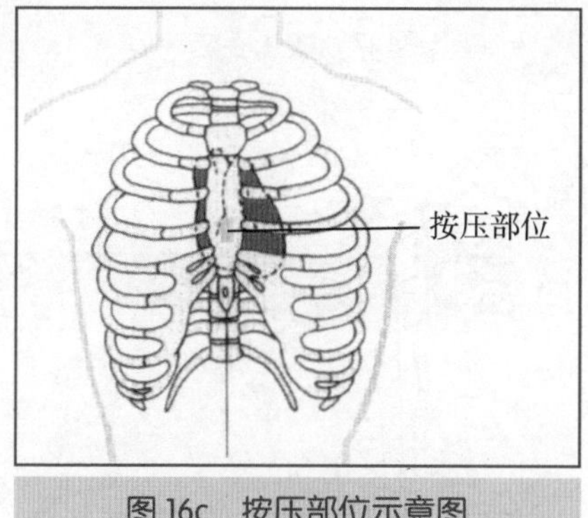

图 16c 按压部位示意图

2. 一只手掌根紧贴患者胸壁,双手十指相扣,掌根重叠,掌心翘起(图 17)。

3. 肘关节伸直,上肢呈一直线,双肩位于手上方,以保证每次按压的方向与胸骨垂直(图 18)。

4. 对正常体形的患者,按压胸壁的下陷幅度至少 5cm,但不超过 6cm。

5. 每次按压后放松,使胸廓回复到按压前位置。放松时双手不离开胸壁,连续按压 30 次。

6. 按压频率 100~120 次 / 分。

7. 按压与放松间隔比为 1∶1。

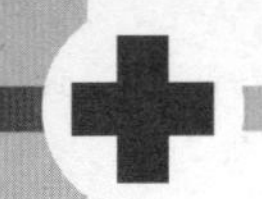

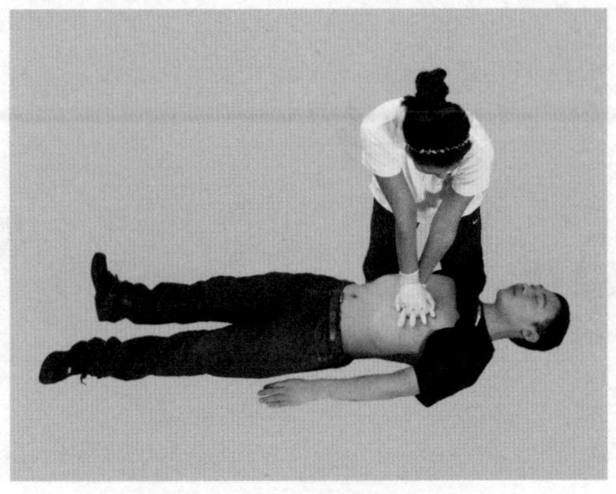

图 17 按压手法

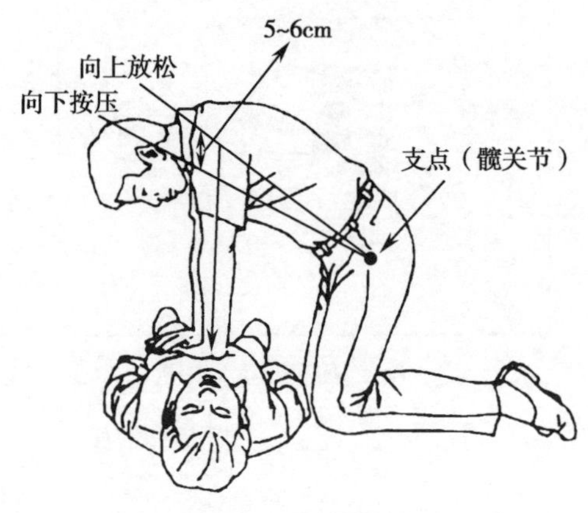

图 18 按压姿势

（二）开放气道

观察口腔，如有异物进行清除。采用仰头举颏法打开气道，下颌角及耳垂连线与平卧面约呈 90°角（见第二章第三节）。

（三）人工呼吸

救护员用手捏住患者鼻孔，防止漏气，用口把患者口完全罩住，呈密封状，缓慢吹气 2 次，每次吹气应持续 1 秒，确保吹气时可见胸廓隆起。吹气不可过快或过度用力，推荐约 500~600ml 潮气量。

（四）重新评价

以 30∶2 的按压 / 吹气比例，进行 5 组 CPR。5 组后，重新

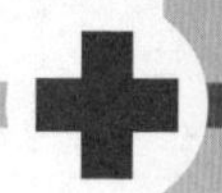

检查呼吸和脉搏，时间约10秒。如患者心搏和自主呼吸仍未恢复，继续重复CPR。如患者心搏和自主呼吸已恢复，应将其翻转为复原体位（见第二章第四节），随时观察生命体征。

（五）单纯胸外按压的CPR

若施救者在救治心搏骤停患者时不愿或不能实施口对口人工呼吸，可只进行胸外按压。胸外按压应连续进行，每分钟100~120次。持续按压，直到专业急救人员到达或患者恢复心搏和自主呼吸。但是，对于儿童、婴儿及缺氧性心搏骤停的患者（如溺水、呼吸道阻塞），应实施带人工呼吸的心肺复苏。

（六）其他特殊情况

对淹溺或其他因窒息原因所致心搏骤停者，如果只有一人在现场而无法同时呼救时，应先实施1分钟CPR，然后再启动急救系统。如有2人及以上在场，一人打电话，另一人马上实施CPR。

五、儿童心肺复苏

（一）操作步骤

1. 用手拍打儿童双肩并大声呼唤，判断有无意识；用“听、看、感觉”的方法判断有无呼吸。

2. 无意识、无呼吸（或叹息样呼吸），立即启动急救系统。

3. 立即实施CPR。如果只有一人在现场而无法同时呼救时，应先实施1分钟CPR，再启动急救系统，继续CPR（图19a、b、c、d、e）。

（二）儿童CPR标准流程

1. 开放气道：观察口腔，如有异物进行清除。采用仰头举颏法打开气道，下颌角及耳垂连线与平卧面约呈60°角。

2. 人工呼吸：采用口对口人工呼吸，每次吹气时间应持续约1秒，连续吹气2次，吹气时可见胸廓隆起。

3. 胸外按压：按压部位与成人相同，为胸部正中、两乳头连线水平，即胸骨下半部，采用单掌或双掌按压，按压频率100~120次/分，按压深度至少为胸廓前后径的1/3（约5cm），每次按压后胸廓完全回复原状。单人施救按压/吹气比30∶2，2人及以上施救

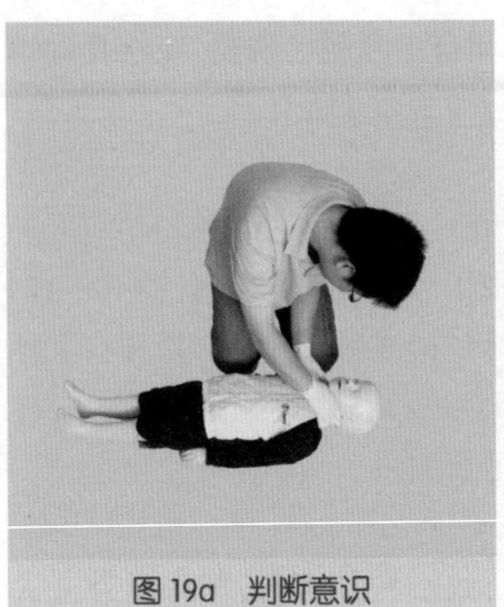

图 19a 判断意识

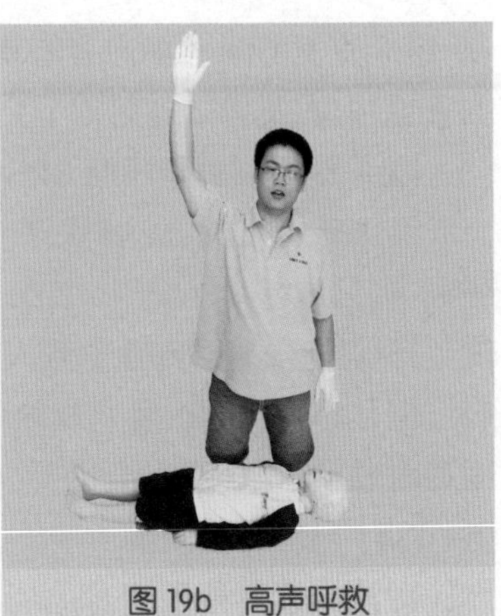

图 19b 高声呼救

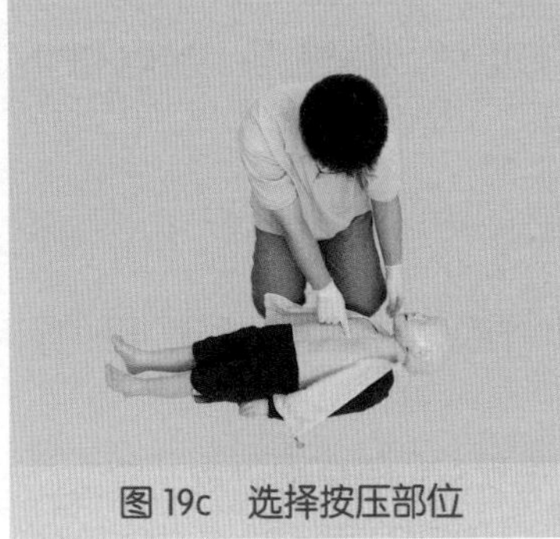

图 19c 选择按压部位

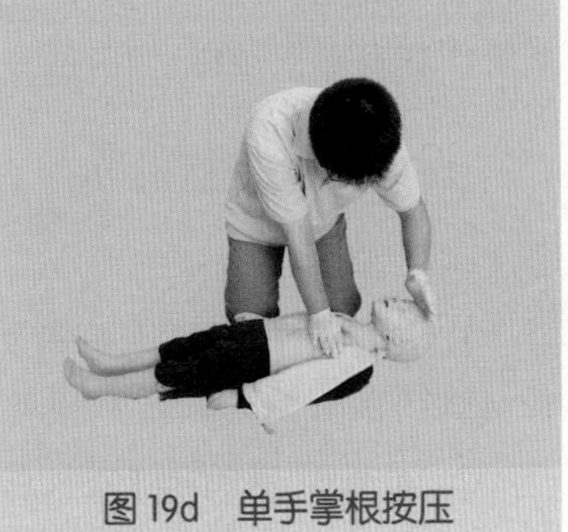

图 19d 单手掌根按压

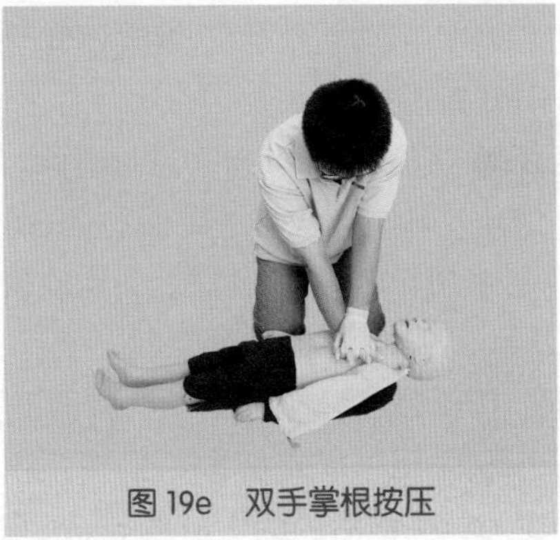

图 19e 双手掌根按压

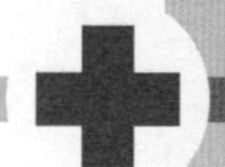

为 15∶2。每 5 组 CPR 评估一次效果。

六、婴儿心肺复苏

（一）操作步骤

1. 用手拍打足底，判断有无意识；用“听、看、感觉”的方法判断有无呼吸。

2. 无意识、无呼吸（或叹息样呼吸），立即启动急救系统。

3. 立即实施CPR。如果只有一人在现场而无法同时呼救时，应先实施1分钟CPR，再启动急救系统，继续CPR（图 20a、b、c、d、e、f、g、h）。

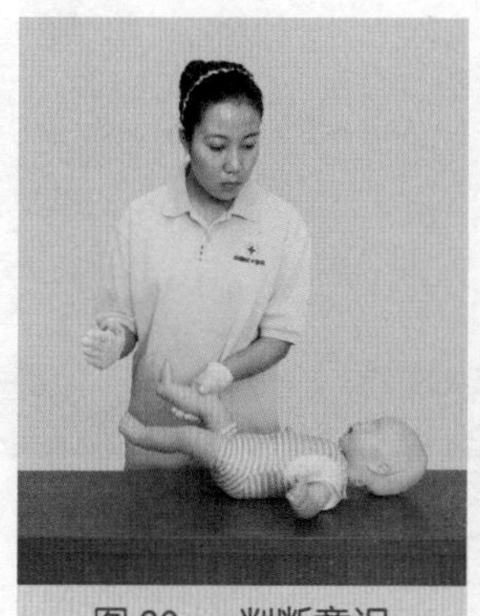

图 20a 判断意识

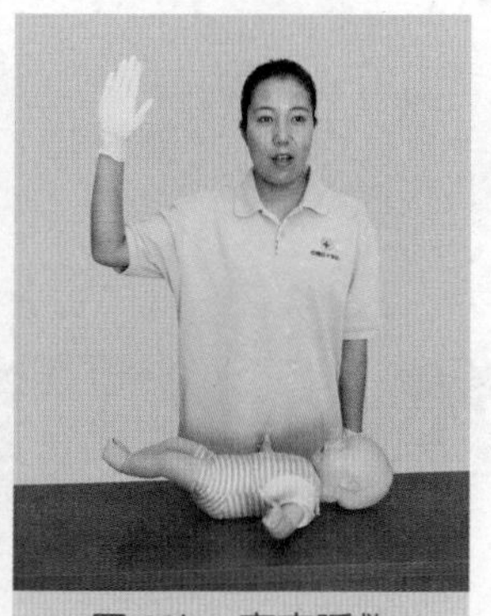

图 20b 高声呼救

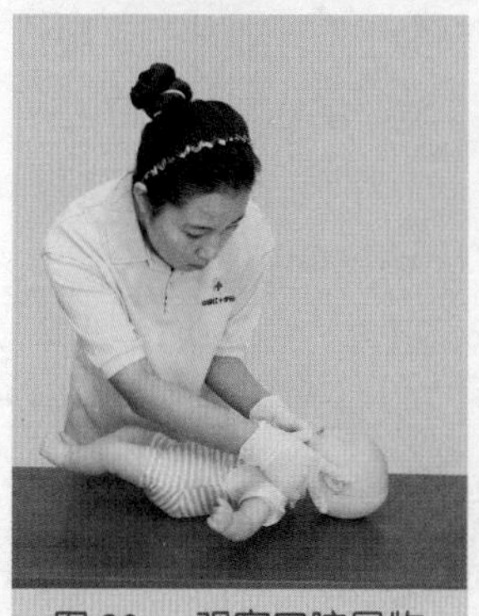

图 20c 观察口腔异物

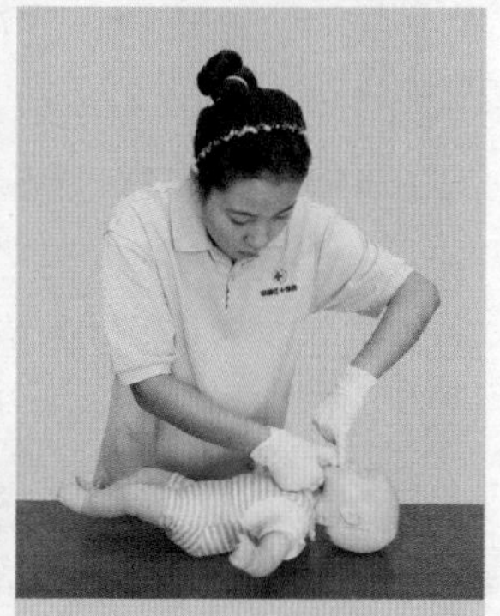

图 20d 取异物

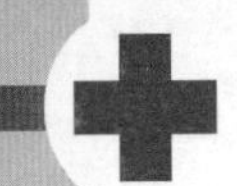

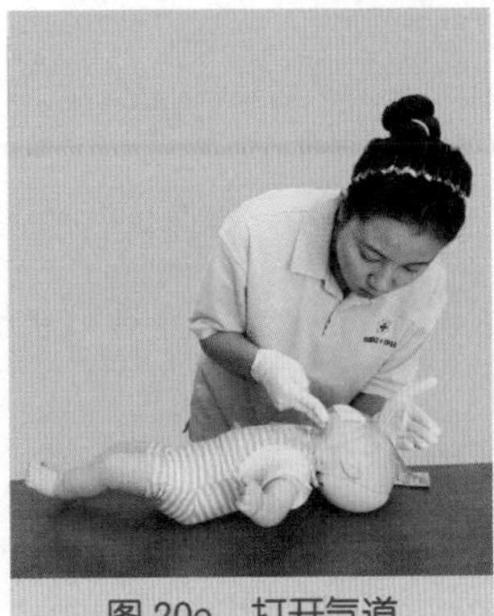
图 20e 打开气道

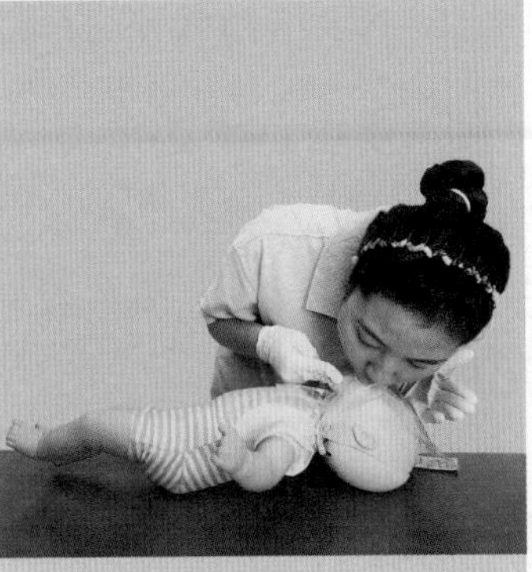
图 20f 口对口鼻人工呼吸

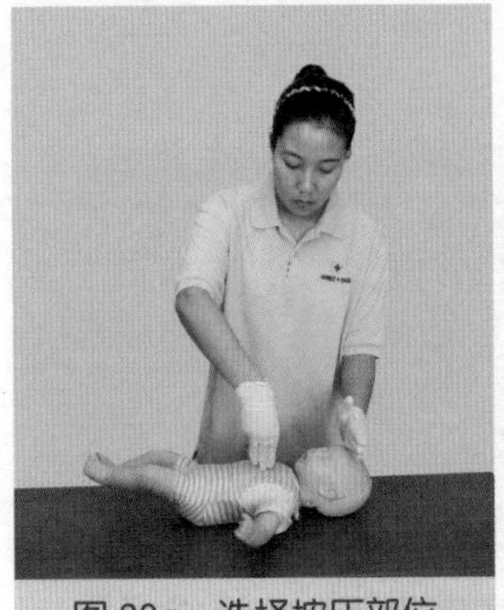
图 20g 选择按压部位

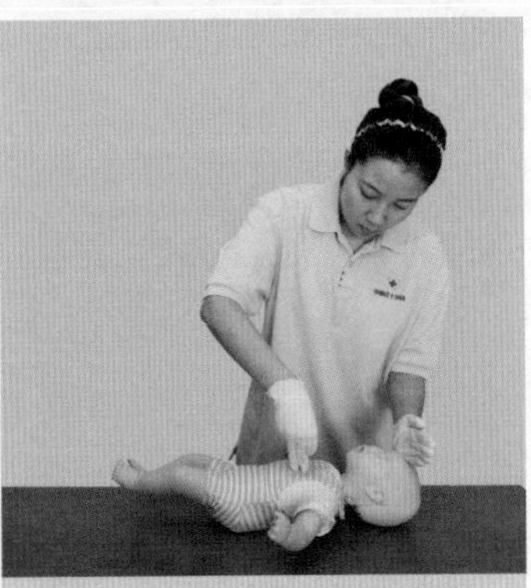
图 20h 两手指垂直向下按压

（二）婴儿 CPR 操作流程

1. 开放气道：观察口腔，如有异物进行清除。采用仰头举颏法打开气道，下颌角及耳垂连线与平卧面约呈 30°角。

2. 人工呼吸：采用口对口鼻人工呼吸，每次吹气时间应持续约 1 秒，连续吹气 2 次，吹气时可见胸廓隆起。

3. 胸外按压：按压部位为胸部正中、两乳头连线下方水平，采用双指或双手环抱双拇指按压（只适应于双人施救时），按压频率 100~120 次 / 分，按压深度至少为胸廓前后径的 1/3（约 4cm），每次按压后胸廓完全回复原状。单人施救按压 / 吹气比为 30∶2，2 人及以上施救为 15∶2。每 5 组 CPR 评估一次效果。

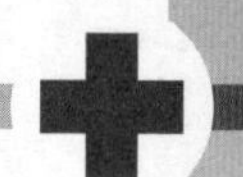

高质量心肺复苏的标准

- 按压频率:100~120 次 / 分
- 按压深度
  - 成人 5~6cm
  - 儿童至少为胸廓前后径的 1/3(约 5cm)
  - 婴儿至少为胸廓前后径的 1/3(约 4cm)
- 每次按压后胸廓完全回复原状
- 按压过程中尽量减少胸外按压的中断
- 避免过度通气

七、成人、儿童、婴儿 CPR 标准对比表(表 3)

表 3 成人、儿童、婴儿 CPR 标准对比表

<table>
<tr><th colspan="2">分类
项目</th><th>成人
(青春期以后)</th><th>儿童
(1 岁 ~ 青春期)</th><th>婴儿(出生后
1~12 个月)</th></tr>
<tr><td colspan="2">判断意识</td><td>轻拍双肩、呼喊</td><td>轻拍双肩、呼喊</td><td>拍打足底</td></tr>
<tr><td colspan="2">检查呼吸</td><td colspan="3">用“听、看、感觉”的方法判断有无呼吸或异常呼吸</td></tr>
<tr><td rowspan="6">胸外
按压</td><td>CPR 步骤</td><td>C–A–B</td><td colspan="2">A–B–C
此步骤亦适用于淹溺者</td></tr>
<tr><td>按压部位</td><td colspan="2">胸部正中、两乳头连线水平(胸骨下半部)</td><td>胸部正中、两乳头连线下方水平</td></tr>
<tr><td>按压方法</td><td>双手掌根重叠</td><td>单手掌根或双手掌根重叠</td><td>两手指或双手环抱双拇指按压</td></tr>
<tr><td>按压深度</td><td>5~6cm</td><td>至少为胸廓前后径的 1/3(约 5cm)</td><td>至少为胸廓前后径的 1/3(约 4cm)</td></tr>
<tr><td>按压频率</td><td colspan="3">100~120 次 / 分
即最少每 18 秒按 30 次,最快每 15 秒按 30 次</td></tr>
<tr><td>胸廓反弹</td><td colspan="3">每次按压后即完全放松,使胸壁充分回复原状,使血液回心</td></tr>
</table>

续表

项目＼分类		成人（青春期以后）	儿童（1岁～青春期）	婴儿（出生后1~12个月）
胸外按压	按压中断	尽量避免中断胸外按压，应把每次中断的时间控制在10秒以内		
开放气道		头后仰约呈90°角	头后仰约呈60°角	头后仰约呈30°角
人工呼吸	吹气方式	口对口或口对鼻		口对口鼻
	吹气量	可见胸廓隆起		
	吹气时间	吹气持续约1秒		
按压/吹气比		30∶2	单人施救30∶2，2人及以上施救15∶2	
CPR效果评估	检查脉搏	检查颈动脉	检查颈动脉或股动脉	检查肱动脉
	检查呼吸	用“听、看、感觉”的方法判断有无呼吸或异常呼吸		

第五节 自动体外除颤器（AED）

一、概述

当心脏受到急病、创伤、中毒、触电或溺水等内在或外在因素的影响时，可能会造成心律失常，其最严重的后果是心搏骤停。心室纤维性颤动（室颤）和无脉性室性心动过速是两种常见的致命性心律失常，电击除颤是治疗这两种心律失常的唯一有效手段。自动体外除颤器（automated external defibrillator，AED）可自动分析患者心律，识别是否为可除颤心律。如为可除颤心律，AED可在极短时间内发放出大量电流经过心脏，以终止心脏所有不规则、不协调的电活动，使心脏电流重新自我正常化。

尽早电除颤是“生存链”各环节中重要一环，对提高心搏骤停患者的生存机会起到关键作用。在人口稠密的社区和人员活动多的场所配备AED，并培训现场救护员，对挽救心搏骤停患者

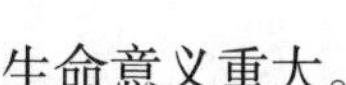

生命意义重大。

二、AED的使用操作

1. 打开电源开关,按语音提示操作。

2. 贴放AED电极片　电极片安放关系到除颤的效果,一片电极安放在左腋前线之后第五肋间处,另一片电极安放在胸骨右缘、锁骨之下(图21a、b)。婴儿及儿童使用AED时应采用具有特殊电极片的AED,安放电极片的部位可在左腋前线之后第五肋间处,及胸骨右缘、锁骨之下,也可在胸前正中及背后左肩胛处(图22,图23a、b)。

3. 救护员语言示意周围人员不要接触患者,等待AED分析心律,判断是否需要电除颤(图24)。

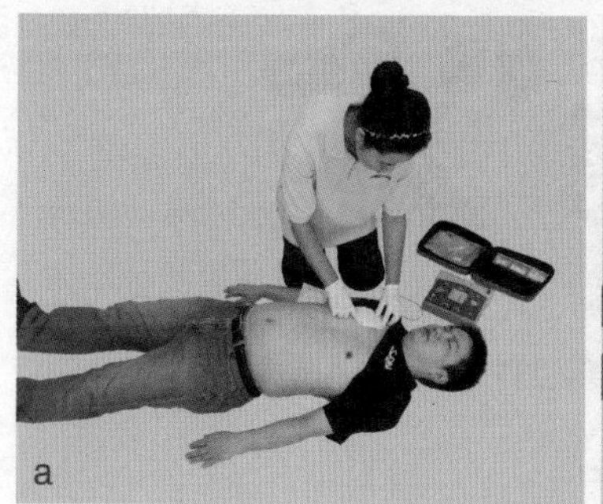

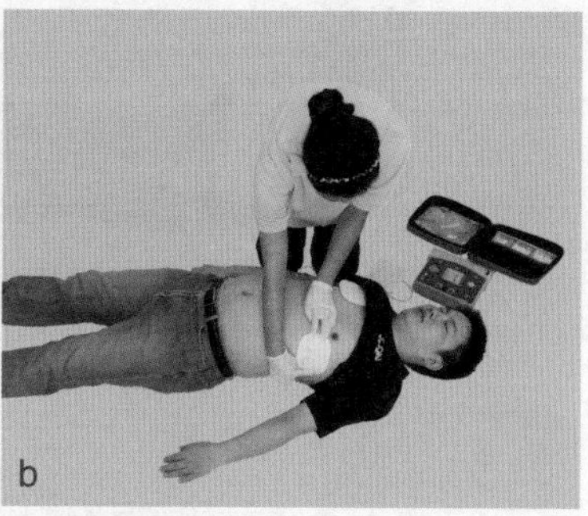

图21　电极片安放的位置

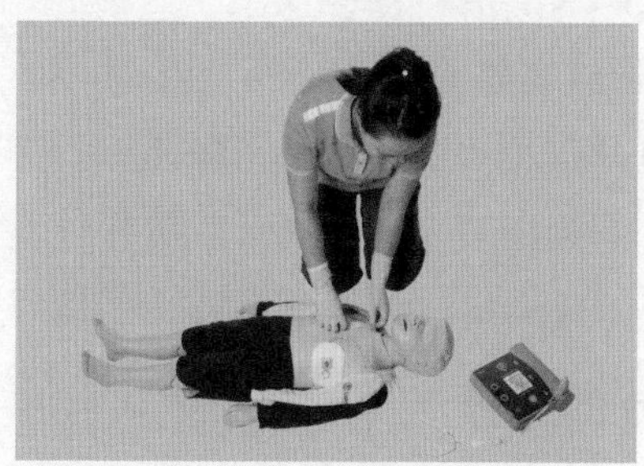

图22　婴儿、儿童电极片安放位置

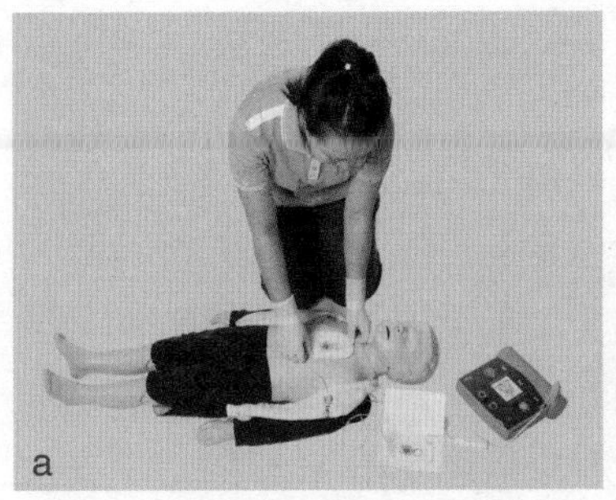

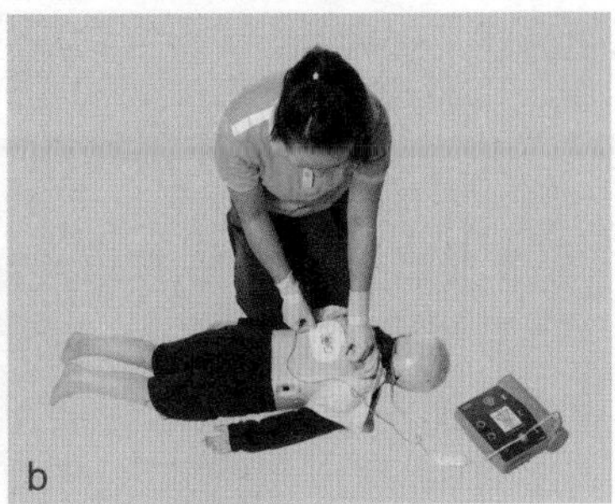

图 23 婴儿、儿童电极片安放位置(前胸、后背)

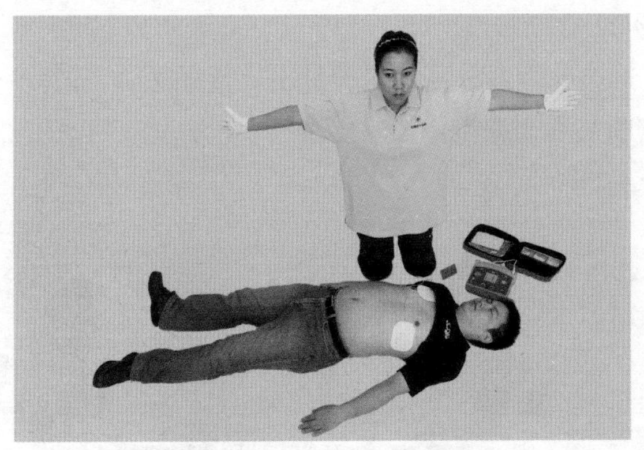

图 24 示意躲开患者

4. 救护员得到除颤信息后,等待 AED 充电,确定所有人员未接触患者,准备除颤(图 25)。

5. 按键钮进行电击除颤(图 26)。

6. 除颤后继续实施 CPR 2 分钟,AED 再次自动分析心律。

7. 如果 AED 提示不需要电击除颤,应立即实施 CPR。

8. 如此反复操作,直至患者恢复心搏和自主呼吸,或者专业急救人员到达。

三、AED 的选择

1. 成人和 8 岁及以上的儿童应使用标准 AED。

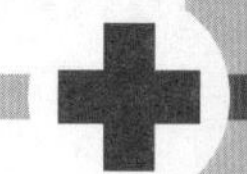

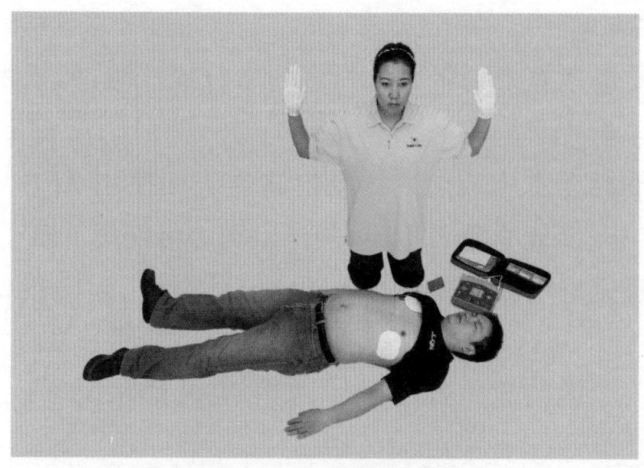

图 25 准备除颤

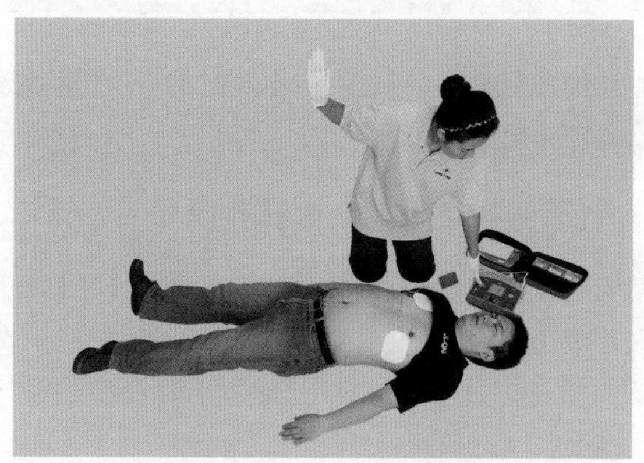

图 26 除颤

2. 8 岁以下的儿童应使用儿童电极片，或者使用 AED 的儿童模式；如果两者都没有，可以使用标准 AED。

3. 对于婴儿，应首选使用手动除颤器而不是 AED 进行除颤；如果没有手动除颤器，应使用儿童电极片，或者使用 AED 的儿童模式；如果都没有，可以使用标准 AED。

四、AED 的使用注意事项

1. 在贴放电极片前，应先清除患者过多的胸毛，确保电极片与皮肤贴合紧密。

2. 要迅速擦干患者胸部过多的水分或汗液，然后再贴放电极片。

3. 不能在水中或金属等导电物体表面使用AED。如果患者躺在水中，要先将患者抬出，并擦干胸部再使用AED。

4. 避免将电极片贴在患者植入式除颤器、起搏器和药物贴片上。

5. 按照说明放置好电极片，如果电极片贴反了，不用取下重贴。

第六节 气道异物梗阻

气道异物梗阻是一种急症，如不及时治疗，严重者数分钟内即可导致窒息甚至死亡。

一、气道异物梗阻的病因和判断

任何人突然发生心搏骤停都应考虑到气道异物梗阻，尤其是年轻人呼吸突然停止，出现发绀，无任何原因的意识丧失。婴儿和儿童的窒息多发生在进食中，或由于非食物原因，如硬币、果核或玩具等。

二、气道异物梗阻的表现

患者表现为突然的剧烈呛咳、反射性呕吐、声音嘶哑、呼吸困难、发绀，常常不由自主地以一手紧贴于颈前喉部（图27）。

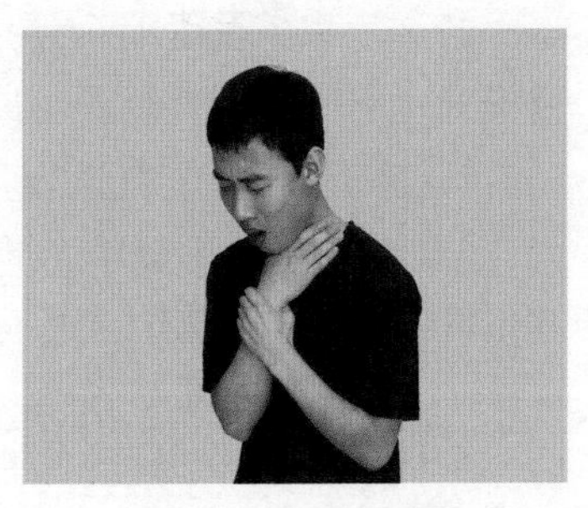

图27 “V”形手势

（一）完全性气道异物梗阻

较大的异物堵住喉部、气道处，患者面色灰暗、发绀，不能说话，不能咳嗽，不能呼吸，昏迷倒

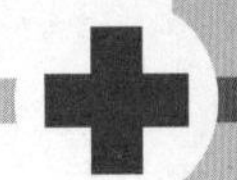

地，窒息，呼吸停止。

（二）不完全性气道异物梗阻

患者可以有咳嗽、喘气或咳嗽微弱无力，呼吸困难，张口吸气时，可以听到异物冲击性的高啼声。面色青紫，皮肤、甲床和口腔黏膜发绀。

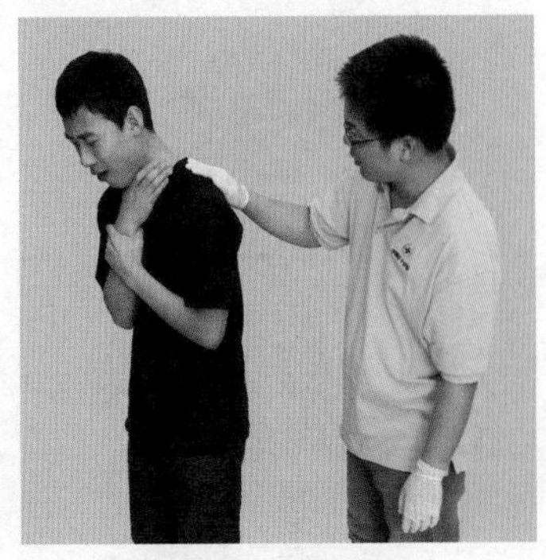

图 28 询问患者

三、现场急救原则

询问意识清楚的患者："你被卡（呛）了吗？"如点头告知，同意救治，现场即刻实施救治，同时尽快呼叫，寻求帮助，拨打急救电话（图 28）。

四、气道异物梗阻急救方法

（一）成人急救法

1. 背部叩击法 适用于意识清楚，有严重气道梗阻症状患者。

(1) 鼓励患者大声咳嗽。

(2) 救护员站到患者一边，稍靠近患者身后。

(3) 用一手支撑胸部，排除异物时让患者前倾，使异物能从口中出来，而不是顺气道下滑。

(4) 用另一手的掌根部在两肩胛骨之间进行 5 次大力叩击。

(5) 背部叩击法最多进行 5 次，但如果通过叩击减轻梗阻，不一定要做满 5 次（图 29a、b）。

2. 腹部冲击法

(1) 自救腹部冲击法：适用于不完全气道梗阻患者，意识清醒，而且具有一定救护知识、技能的人。

1) 患者本人可一手握空心拳，用拳头拇指侧抵住腹部剑突下、脐上腹中线部位。

2) 另一手紧握此拳头，用力快速将拳头向上、向内冲击 5

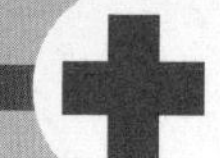

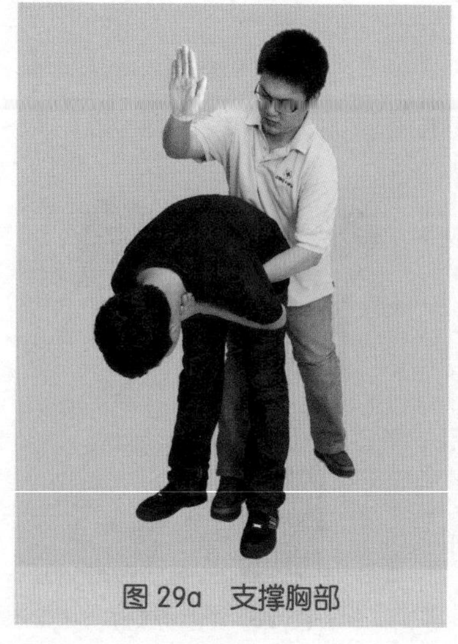

图 29a 支撑胸部

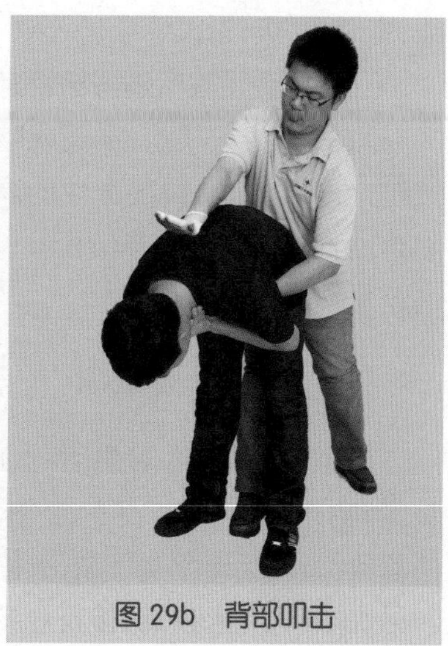

图 29b 背部叩击

次,每次冲击动作要明显分开(图 30a、b)。

3) 还可选择将上腹部抵压在坚硬的平面上,如椅背、桌缘、走廊栏杆,连续向内、向上冲击 5 次(图 31)。重复操作若干次,直到把气道内异物清除为止。

(2) 互救腹部冲击法(海氏冲击法):适用于意识清醒,伴严重气道梗阻症状,5 次背部叩击法不能解除气道梗阻的患者。

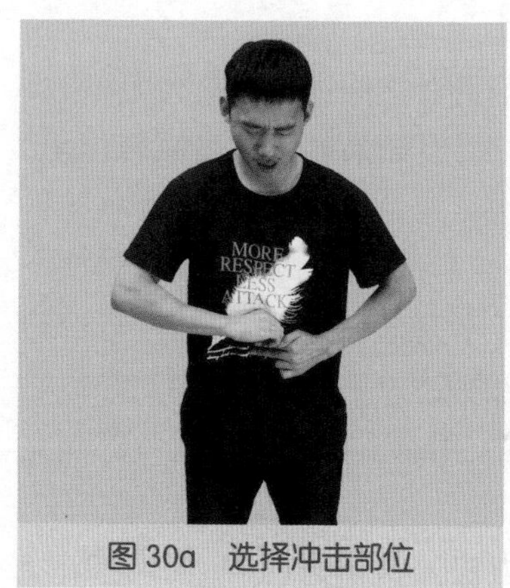

图 30a 选择冲击部位

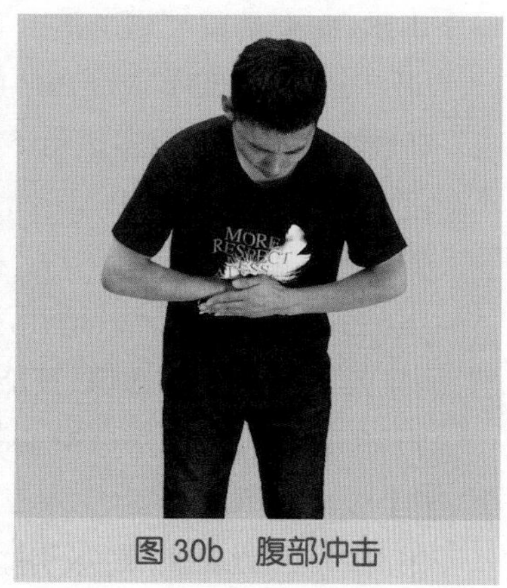

图 30b 腹部冲击

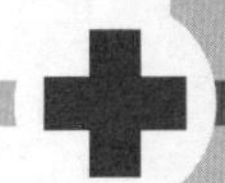

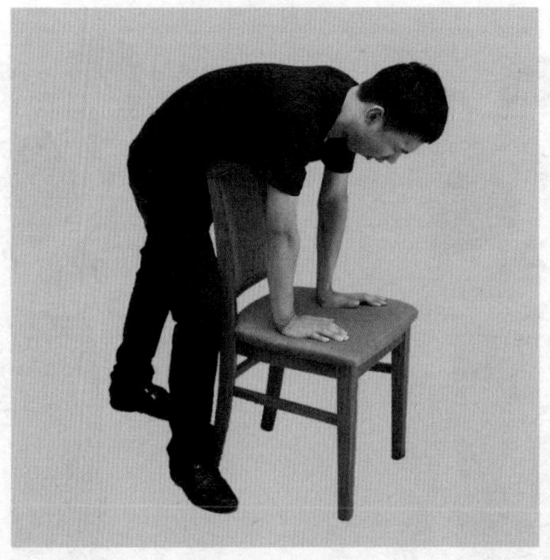

图 31 椅背冲击

1）患者立位或坐位。

2）救护员站在患者身后，双臂环绕患者腰部，让其弯腰，头部前倾。

3）救护员一手握空心拳，握拳手的拇指侧紧抵患者剑突和脐之间。

4）另一手抓紧此拳头，用力快速向内、向上冲击。

最多重复 5 次，如果梗阻没有解除，继续交替进行 5 次背部叩击和 5 次腹部冲击（图 32a、b）。

3. 胸部冲击法 适用于不宜采用腹部冲击法的患者，如孕妇和肥胖者等（图 33）。

（1）救护员站在患者身后，两臂从患者腋下环绕其胸部。

（2）一手握空心拳，拇指置于患者胸骨中部，注意避开肋骨缘及剑突。

（3）另一手紧握此拳向内、向上有节奏冲击 5 次。

4. 胸部按压法 适用于无意识或在腹部冲击时发生意识丧失的气道梗阻患者。操作方法同成人心肺复苏。

（1）患者仰卧位，救护员位于患者一侧。

（2）按压部位与心肺复苏时胸外按压部位相同（图 34）。

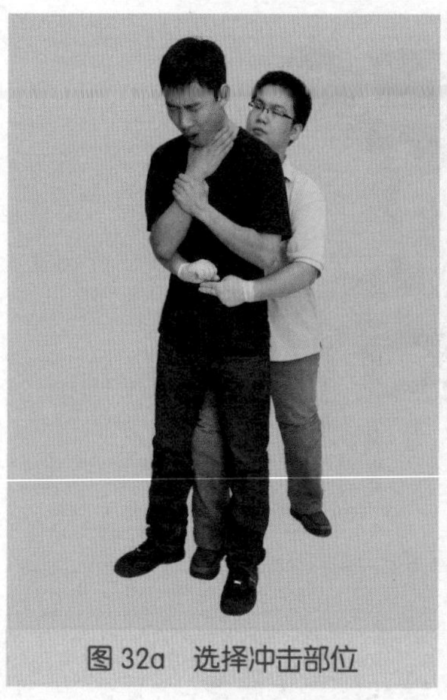
图 32a 选择冲击部位

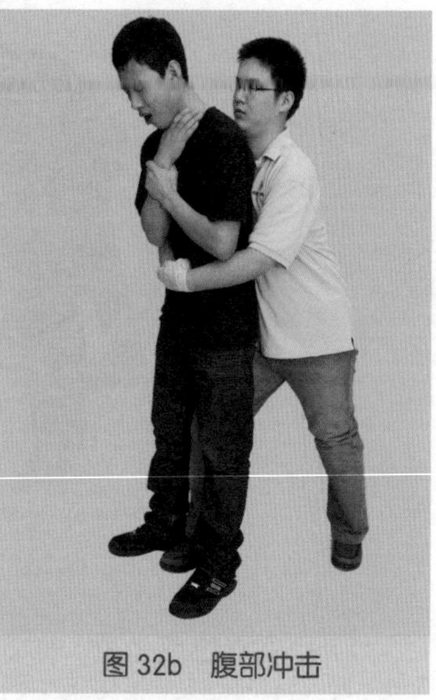
图 32b 腹部冲击

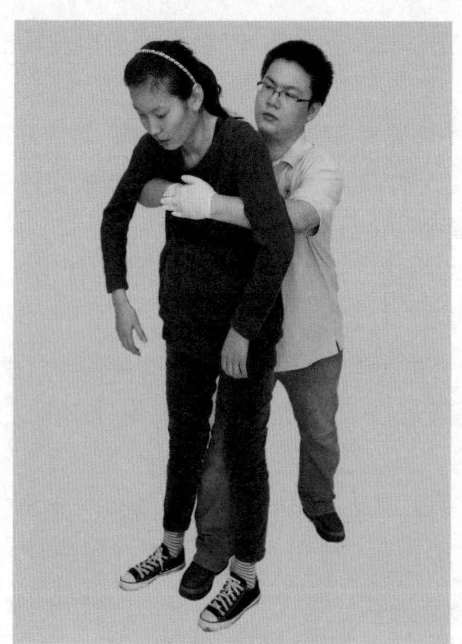
图 33 胸部冲击

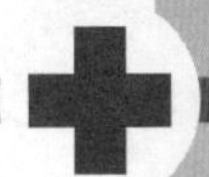

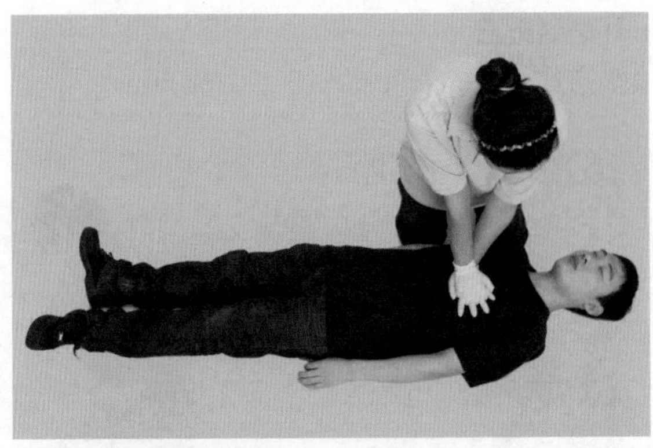

图 34　胸部按压

5. 流程图（图 35）

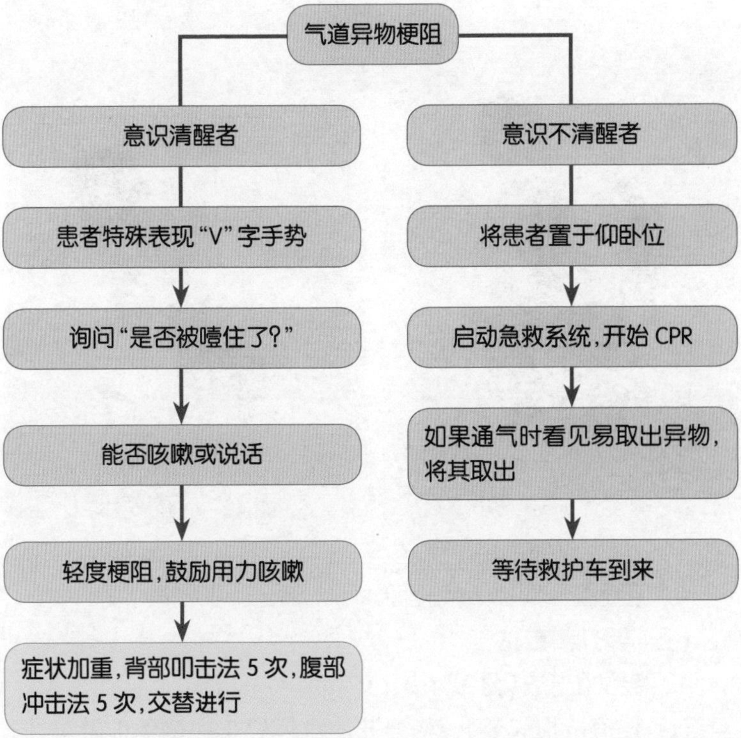

气道异物梗阻

- 意识清醒者
  - 患者特殊表现“V”字手势
  - 询问“是否被噎住了？”
  - 能否咳嗽或说话
  - 轻度梗阻，鼓励用力咳嗽
  - 症状加重，背部叩击法 5 次，腹部冲击法 5 次，交替进行
- 意识不清醒者
  - 将患者置于仰卧位
  - 启动急救系统，开始 CPR
  - 如果通气时看见易取出异物，将其取出
  - 等待救护车到来

图 35　成人气道异物梗阻现场救治流程图

(二) 儿童急救法

1. 操作方法　同成人急救方法(图 36a、b、c)。

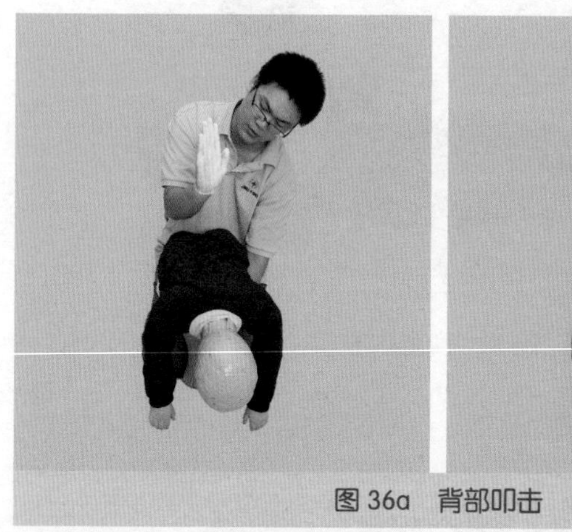

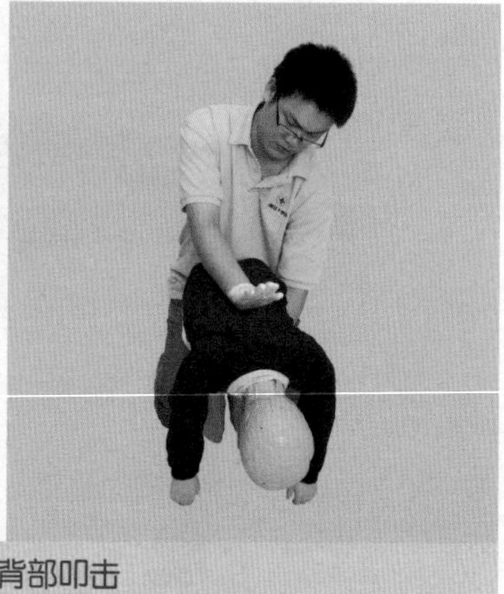

图 36a　背部叩击

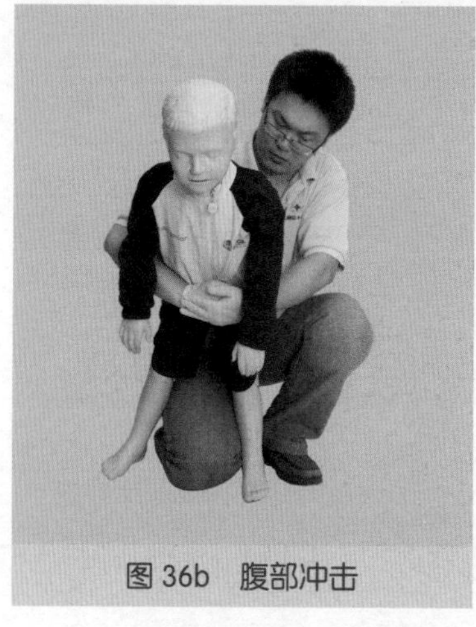

图 36b　腹部冲击

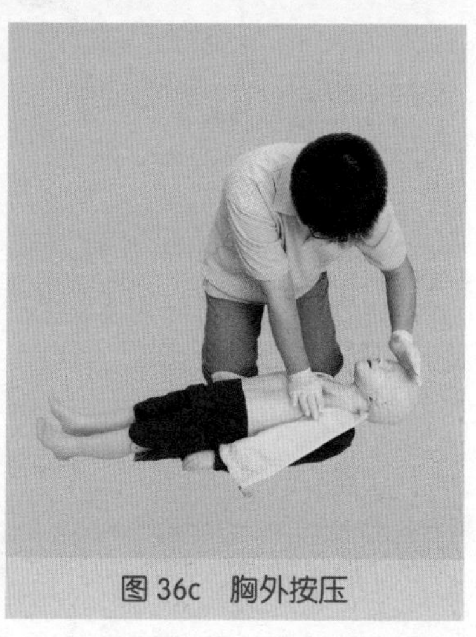

图 36c　胸外按压

2. 流程图　同成人流程图。

(三) 婴儿急救法

1. 背部叩击法(图 37a、b、c)

(1) 救护员抱起婴儿,将婴儿的身体置于一侧的前臂上,同时手掌将后头颈部固定,头部低于躯干。

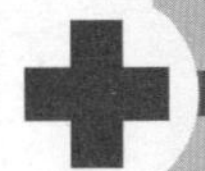

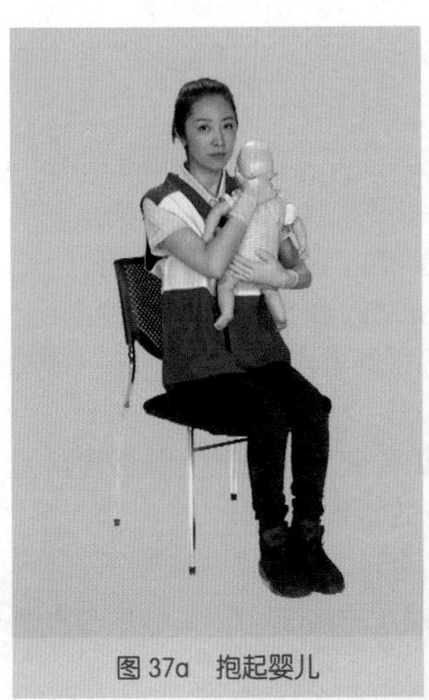
图 37a 抱起婴儿

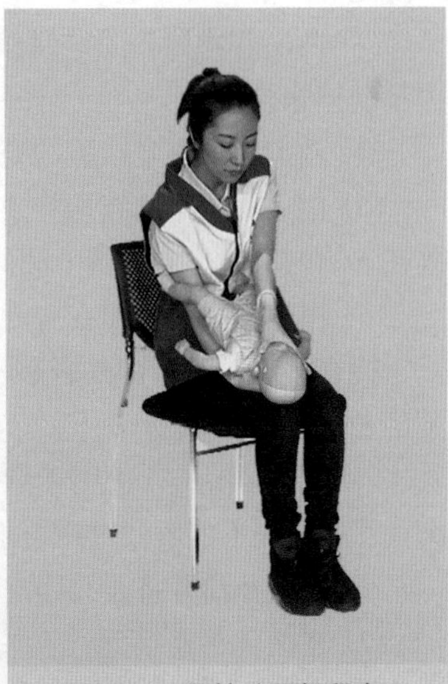
图 37b 保护头颈部翻身

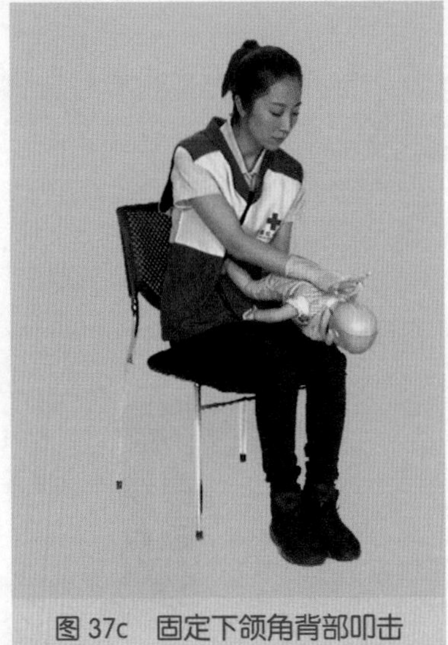
图 37c 固定下颌角背部叩击

(2) 用另一手固定婴儿下颌角，并使婴儿头部轻度后仰，打开气道。

(3) 两前臂将婴儿固定，翻转成俯卧位，保持头向下，利用重力帮助移除异物。

(4) 救护员采取坐或跪的姿势，使婴儿安全地俯卧在腿上。

(5) 用一手的大拇指固定支撑婴儿的头，另外 1 或 2 个手指放在下颌的另一边。保持下颌的角度，不要挤压下颌软组织。

(6) 用另一手的掌部在肩胛骨之间给予 5 次快速的叩击。

检查每次叩击背部是否解除了气道梗阻，如解除，不一定要做足 5 次。

2. **胸部冲击法** 适用于意识清醒，伴严重气道梗阻症状，5 次背部叩击法不能解除气道梗阻的婴儿(图 38)。

(1) 两手及前臂将婴儿固定，翻转为仰卧位，头部向下。

(2) 在两乳头连线下方水平给予胸部冲击按压，深度约为胸廓前后径的 1/3。

(3) 最多重复 5 次。

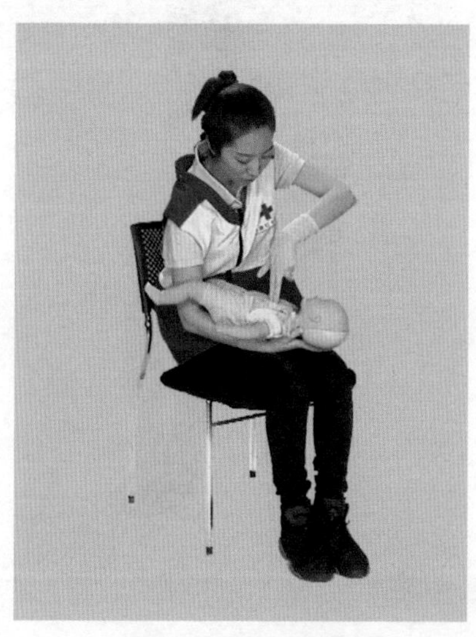

图 38 胸部冲击

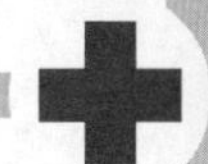

(4) 如果仍不能解除梗阻,继续交替进行 5 次背部叩击和 5 次胸部冲击。

3. 取异物(图 39)。

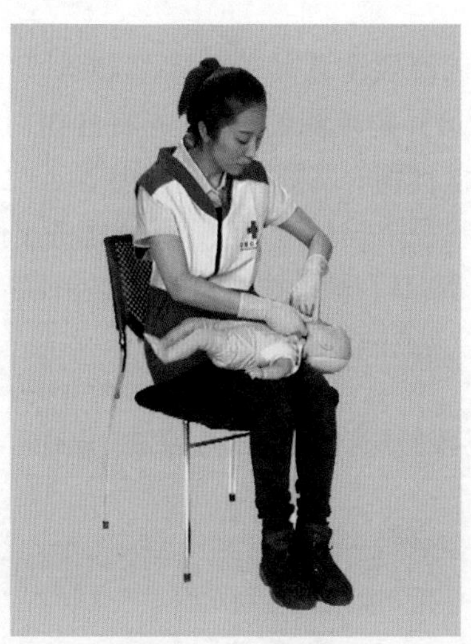

图 39 取异物

4. 胸部按压法 适用于无意识、意识不清或是在背部叩击和胸部冲击实施中发生意识丧失的气道梗阻婴儿。

按压方法同婴儿心肺复苏(图 40)。

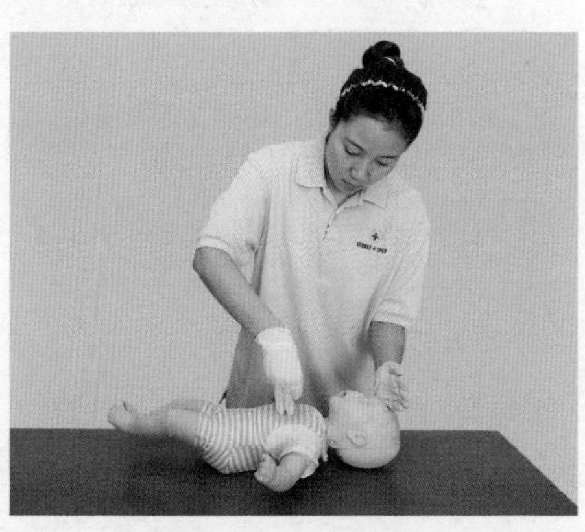

图 40 婴儿胸部按压

注意事项：

(1) 尽早、尽快识别气道异物梗阻的表现，迅速作出判断。

(2) 实施腹部冲击，定位要准确，不要把手放在胸骨的剑突上或肋缘下。

(3) 腹部冲击时要注意胃反流导致误吸。

(4) 预防气道异物梗阻的发生，如将食物切成小条，缓慢完全咀嚼，儿童口含食物时不要跑步或玩耍等。

(5) 气道异物梗阻的救治方法适用于医务工作者或经过红十字会救护技术培训、具有救护技能的救护员在现场对患者的救护。

5. 流程图　见图 41。

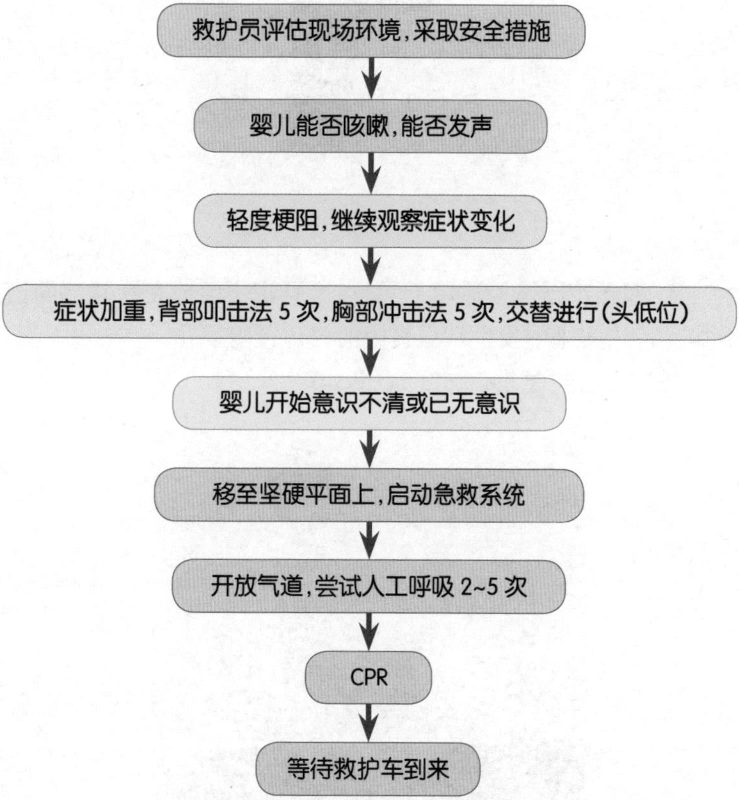

救护员评估现场环境，采取安全措施
↓
婴儿能否咳嗽，能否发声
↓
轻度梗阻，继续观察症状变化
↓
症状加重，背部叩击法 5 次，胸部冲击法 5 次，交替进行（头低位）
↓
婴儿开始意识不清或已无意识
↓
移至坚硬平面上，启动急救系统
↓
开放气道，尝试人工呼吸 2~5 次
↓
CPR
↓
等待救护车到来

图 41　婴儿气道异物梗阻现场急救流程图

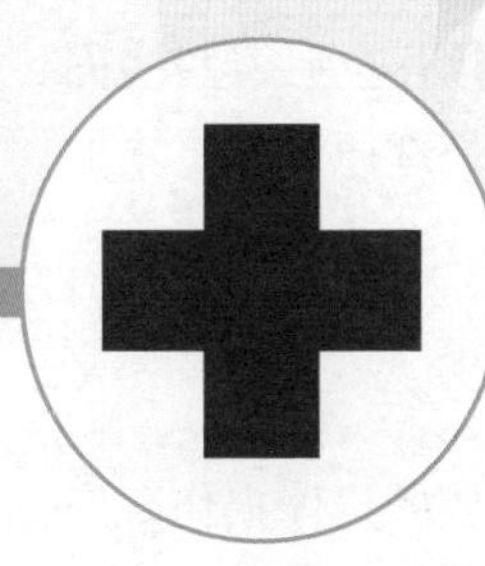

第四章

创 伤 救 护

第一节 概 述

创伤是常见的对人体的伤害。严重创伤的应急救护需要快速、正确、有效，以挽救伤员的生命，防止损伤加重和减轻伤员的痛苦。本章重点介绍应急救护创伤的基本原则，止血、包扎、固定、搬运四项基本技术，以及特殊损伤的早期处理原则和基本方法等。

一、创伤常见原因及特点

创伤主要指机械性致伤因素(或外力)造成的机体损伤。广义的造成创伤的原因还包括物理、化学、生物等因素。创伤常见原因有:撞击、碾压、切割、烧烫、电击、坠落、跌倒等。

创伤的特点是发生率高，危害性大，对严重的创伤如救治不及时，将导致残疾和威胁生命。

二、创伤主要类型

由于创伤有损伤形态、受伤部位等不同，对创伤可以用不同的方法分类。

1. **按有无伤口分类** 可分为开放性损伤和闭合性损伤。

2. **按受伤部位分类** 可分为颅脑伤、颌面伤、颈部伤、胸部伤、腹部伤、脊柱伤、骨盆伤、四肢伤等。

3. **按受伤部位的多少及损伤的复杂性分类** 可分为单发伤、多发伤、多处伤、复合伤等。

在应急救护伤员时，应根据伤员的创伤类型采取相应的救护方法。

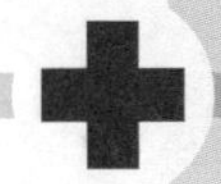

三、创伤应急救护的目的

创伤应急救护的目的是争取在最佳时机、最佳地点、尽最大努力去救治最多的伤员。

四、创伤应急救护原则

在应急救护中，救护员要遵守救护原则(见第二章第二节)。在有大批伤员等待救援的现场，应突出“先救命，后治伤”的原则，要尽量救治所有可能救活的伤员。

五、现场伤员的初步检查

对伤员的初步检查和评估顺序见第二章第三节。对于较重的伤员，一般在情况较平稳(如止住了活动性出血或解除了呼吸道梗阻)后，应立即检查伤员头、胸、腹是否有致命伤。检查顺序如下：

1. 观察伤员呼吸是否平稳，头部是否有出血。

2. 双手贴头皮触摸检查是否有肿胀、凹陷或出血。

3. 用手指从颅底沿着脊柱向下轻轻、快速地触摸，检查是否有肿胀或变形。检查时不可移动伤员。如果可疑有颈椎损伤，应尽量保持其原体位不动。

4. 双手轻按双侧胸部，检查双侧呼吸活动是否对称，胸廓是否有变形或异常活动。

5. 双手上、下、左、右轻按腹部四个象限，检查腹部软硬，是否有明显包块、压痛。

此外，还应注意伤员是否有骨盆以及四肢的损伤。

六、简明检伤分类流程图(图42)

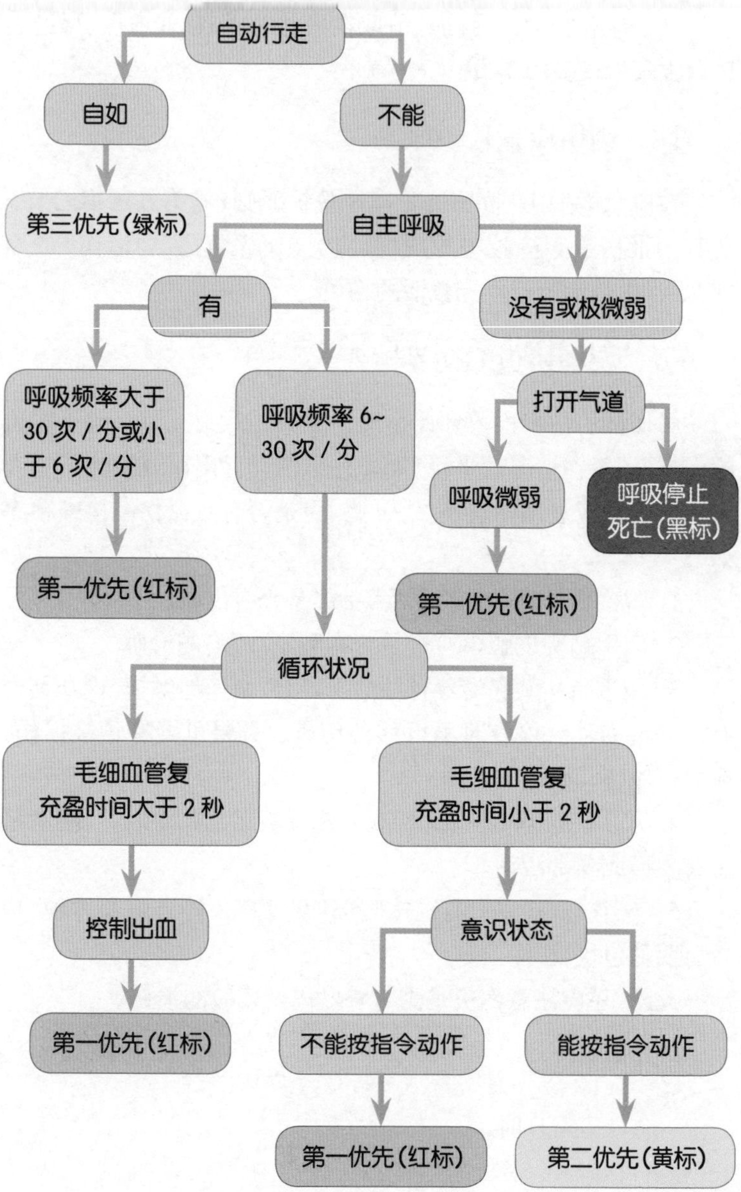

- 自动行走
  - 自如 → 第三优先(绿标)
  - 不能 → 自主呼吸
    - 有
      - 呼吸频率大于30次/分或小于6次/分 → 第一优先(红标)
      - 呼吸频率6~30次/分 → 循环状况
        - 毛细血管复充盈时间大于2秒 → 控制出血 → 第一优先(红标)
        - 毛细血管复充盈时间小于2秒 → 意识状态
          - 不能按指令动作 → 第一优先(红标)
          - 能按指令动作 → 第二优先(黄标)
    - 没有或极微弱 → 打开气道
      - 呼吸微弱 → 第一优先(红标)
      - 呼吸停止 死亡(黑标)

图42　简明检伤分类法

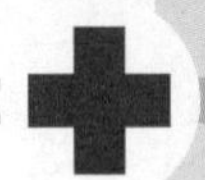

第二节 创伤出血与止血

严重的创伤常引起大量出血而危及伤员的生命，在现场及时、有效地为伤员止血是挽救生命必须采取的措施。

血液由血浆和血细胞组成。成人的血液量约占自身体重的8%，每公斤体重含有60~80ml血液。

一、出血类型

（一）按出血部位分

出血是指血管破裂导致血液流至血管外，按其出血部位分为外出血和内出血。外出血是指血液经伤口流到体外，在体表可看到出血；内出血是指血液流到组织间隙、体腔或皮下。身体受到创伤时可能同时存在内、外出血。

（二）按血管类型分

按血管类型分可分为动脉出血、静脉出血和毛细血管出血。

1. 动脉出血　动脉血含氧量高，血色鲜红。一旦动脉受到损伤，出血可呈涌泉状或随心搏节律性喷射。

2. 静脉出血　静脉血含氧量少，血色暗红。一旦静脉受到损伤，血液可大量涌出。

3. 毛细血管出血　任何出血都包括毛细血管出血，血色鲜红，出血量一般不大。

（三）失血量与症状

1. 轻度失血　突然失血占全身血容量20%（成人失血约800ml）时，可出现轻度休克症状：口渴、面色苍白、出冷汗、手足湿冷，脉搏快而弱，可达每分钟100次以上。

2. 中度失血　突然失血占全身血容量的20%~40%（成人失血约800~1600ml）时，可出现中度休克症状：呼吸急促，烦躁不安，脉搏可达每分钟100次以上。

3. 重度失血　突然失血占全身血容量40%（成人失血约

1600ml）以上时，可出现重度休克症状：伤员表情淡漠，脉搏细、弱或摸不到，血压测不清，随时可能危及生命。

二、外出血止血方法

（一）止血材料

常用的材料有无菌敷料、绷带、三角巾、创可贴、止血带，也可用毛巾、手绢、布料、衣物等代替（图 43）。

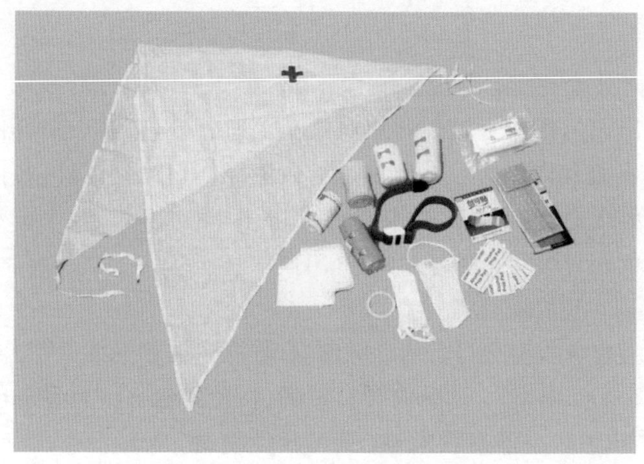

图 43　止血材料

（二）少量出血的处理

伤员伤口出血不多时，可做如下处理：

1. 救护员先洗净双手（最好戴上防护手套）。
2. 表面伤口和擦伤用干净的流动的水冲洗。
3. 用创可贴或干净的纱布、手绢包扎伤口。

注意：不要用药棉或有绒毛的布直接覆盖在伤口上。

（三）严重出血的止血方法

控制严重的出血，要分秒必争，立即采取止血措施，同时拨打急救电话。

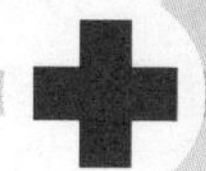

1. 直接压迫止血法　该方法是最直接、快速、有效、安全的止血方法，可用于大部分外出血的止血。

(1) 救护员快速检查伤员伤口内有无异物，如有表浅小异物要先将其取出。

(2) 将干净的纱布或手帕等作为敷料覆盖在伤口上，用手直接压迫止血。必须是持续用力压迫(图 44a、b)。

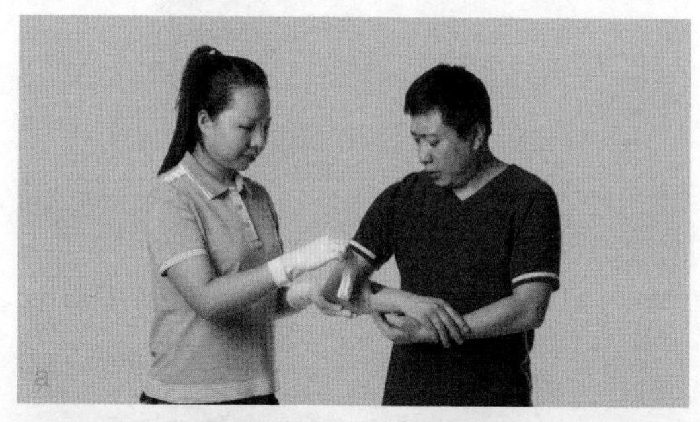

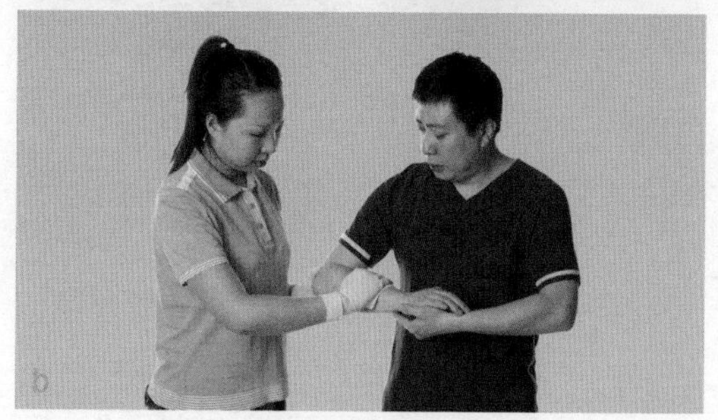

图 44　直接压迫止血

(3) 如果敷料被血液湿透，不要更换，再取敷料在原有敷料上覆盖，继续压迫止血，等待救护车到来(图 45a、b)。

2. 加压包扎止血法　在直接压迫止血的同时，可再用绷带(或三角巾)加压包扎。

(1) 救护员首先直接压迫止血，压迫伤口的敷料应超过伤口周边至少 3cm。

(2) 用绷带(或三角巾)环绕敷料加压包扎(图 46)。

(3) 包扎后检查肢体末端血液循环(图 47)。

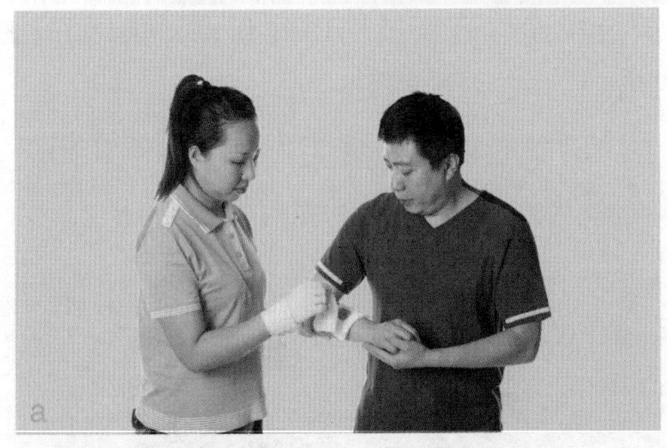

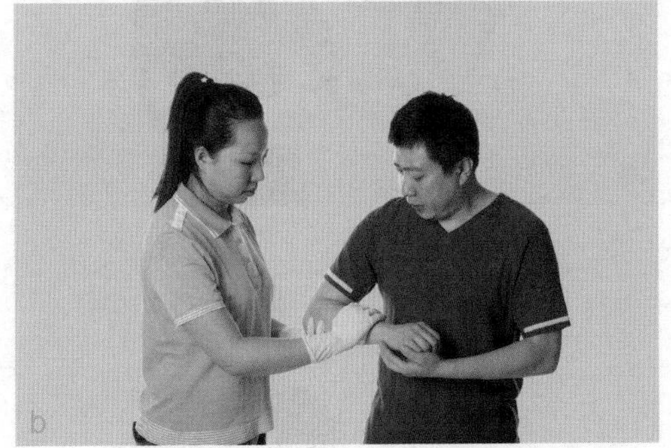

图 45 继续压迫止血

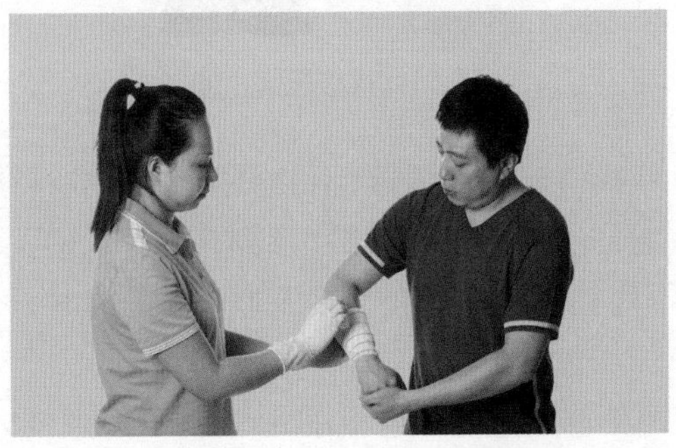

图 46 加压包扎止血

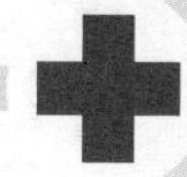

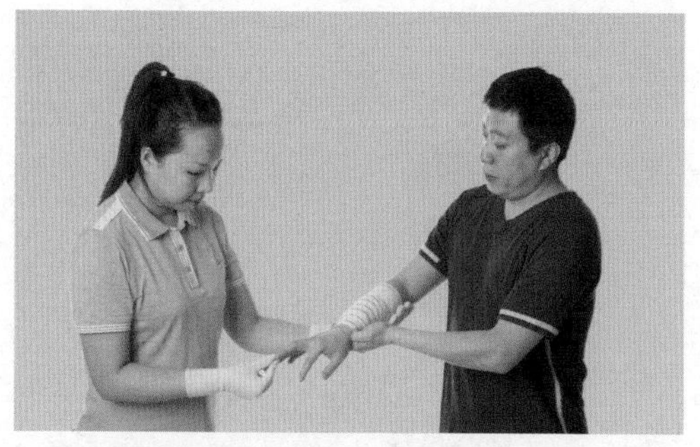

图 47 观察末梢循环

3. 止血带止血法 当四肢有大血管损伤，直接压迫无法控制出血，或不能使用其他方法止血以致危及生命时，尤其是在特殊情况下（如灾难、战争环境、边远地区），可使用止血带止血。

（1）布带止血带止血（图 48a、b、c、d、e、f）

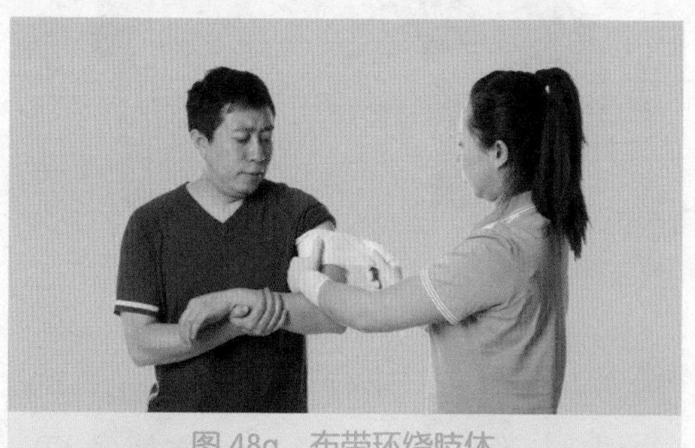

图 48a 布带环绕肢体

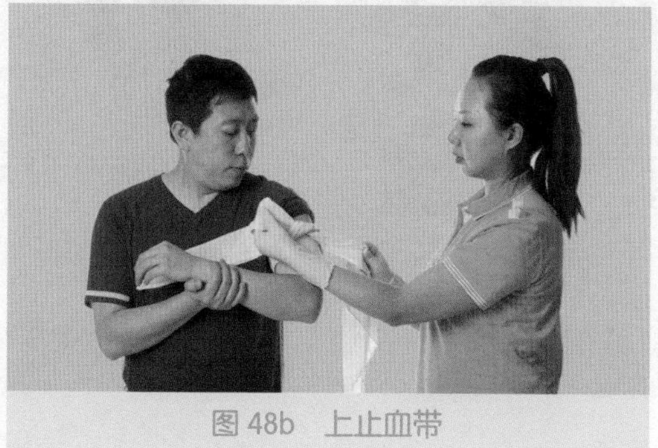

图 48b 上止血带

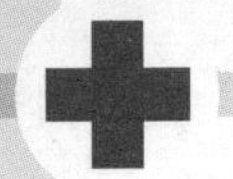

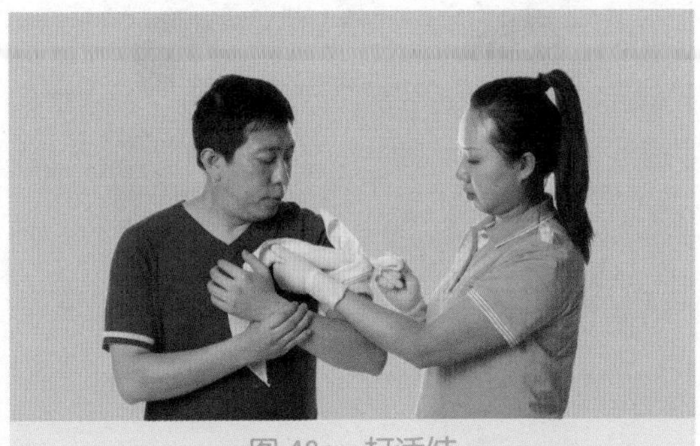

图 48c 打活结

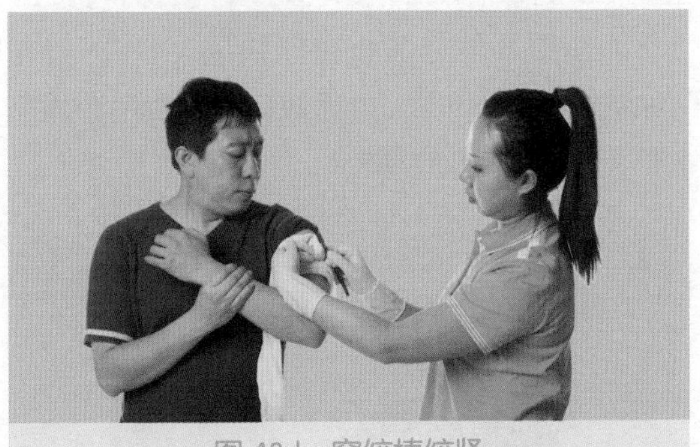

图 48d 穿绞棒绞紧

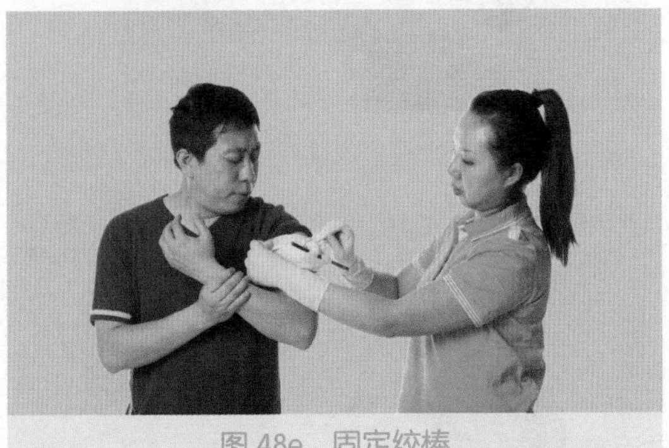

图 48e 固定绞棒

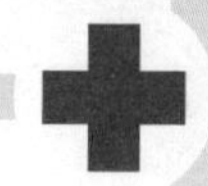

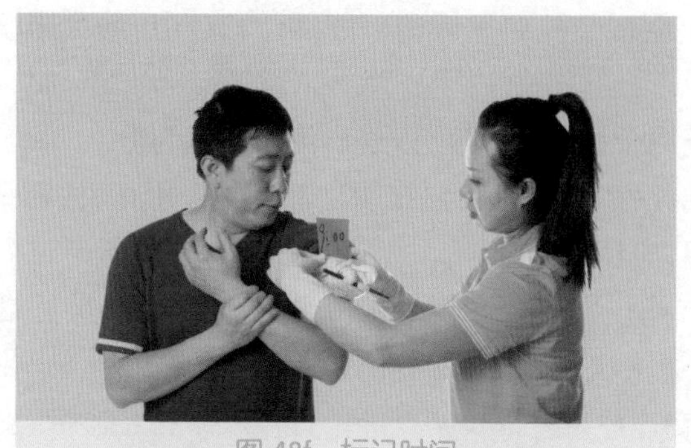
图 48f 标记时间

在事故现场，往往没有专用的止血带，救护员可根据现场情况，就便取材，利用三角巾、围巾、领带、衣服、床单等作为布带止血带。但布带止血带缺乏弹性，止血效果差，如果过紧还容易造成肢体损伤或缺血坏死，因此，尽可能在短时间内使用。

- 将三角巾或其他布料折叠成约 10cm 宽平整的条状带。
- 如上肢出血，在上臂的上 1/3 处（如下肢出血，在大腿的中上部）垫好衬垫（可用绷带、毛巾、平整的衣物等）。
- 用折叠好的条状带在衬垫上加压绕肢体一周，两端向前拉紧，打一个活结（也可先将条状带的中点放在肢体前面，平整地将带的两端向后环绕一周作为衬垫，交叉后向前环绕第二周，并打一活结）。
- 将一绞棒（如铅笔、筷子、勺把、竹棍等）插入活结旁的圈内，然后提起绞棒旋转绞紧至伤口停止出血为度。
- 将棒的另一端插入活结套内固定。
- 结扎好止血带后，在明显的部位注明结扎止血带的时间。

(2) 注意事项

- 止血带不要直接结扎在皮肤上，应先用平整的衬垫垫好，再结扎止血带。
- 结扎止血带的部位应在伤口的近心端。上肢结扎应在上

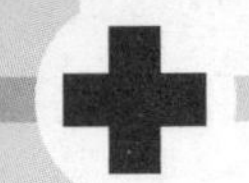

臂的上 1/3 处，下肢结扎应在大腿中上部。对于损毁的肢体，也可把止血带结扎在靠近伤口的部位，有利于最大限度地保存肢体。

• 止血带松紧要适度，以伤口停止出血为度。

• 结扎好止血带后，要在明显部位加上标记，注明结扎止血带的时间，应精确到分钟。

• 结扎止血带后每隔 40~50 分钟或发现伤员远端肢体变凉，应松解一次，松解时如有出血，可压迫伤口止血。松解约 3 分钟后，在比原结扎部位稍低的位置重新结扎止血带。

• 应尽快送伤病员去医院救治。

• 禁止用铁丝、电线、绳索等当做止血带。

三、可疑内出血的现场判断与处理

（一）可疑内出血的一般判断

1. 发生过外伤或有相关疾病史。

2. 皮肤有撞击痕迹，局部有肿胀。

3. 烦躁不安或表情淡漠，甚至意识不清。

4. 伤员面色苍白、皮肤出现发绀。

5. 口渴，手足湿冷，出冷汗。

6. 脉搏快而弱，呼吸急促。

7. 体表未见到出血。

（二）可疑内出血的应急救护措施

1. 拨打急救电话或尽快送伤员去医院。

2. 伤员出现休克症状时，应立即采取救护休克的措施。

3. 在急救车到来前，应密切观察伤员的呼吸和脉搏，保持气道通畅。

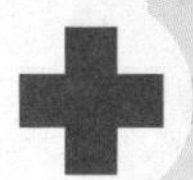

四、出血救护流程图(图49)

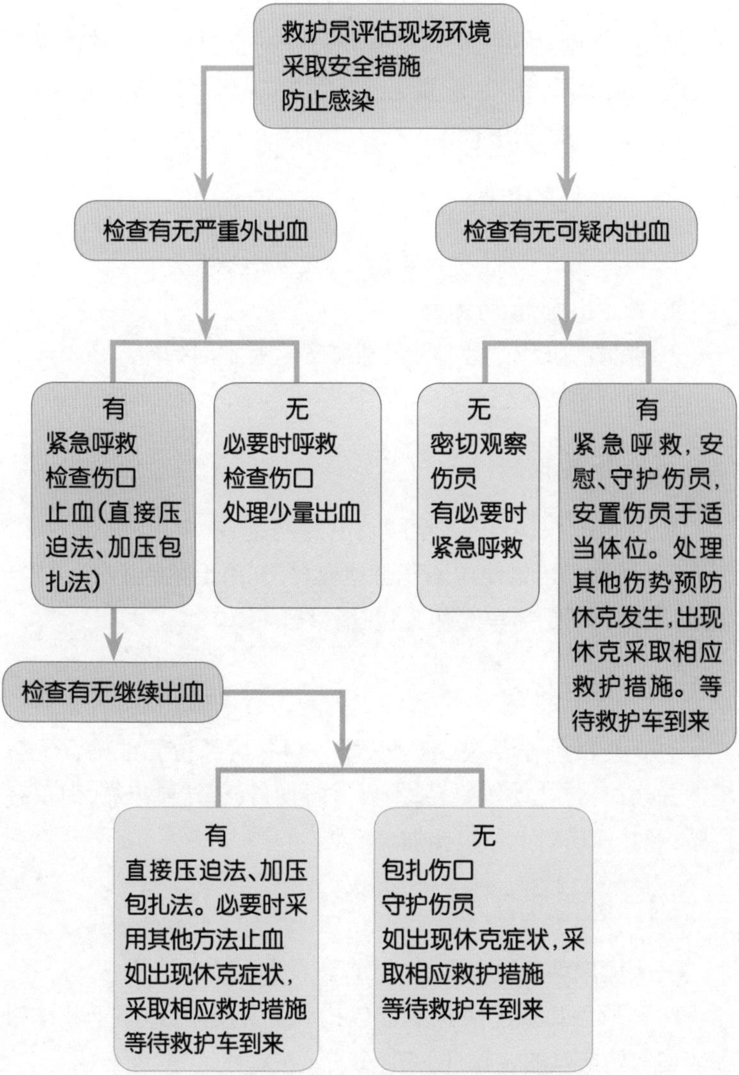

救护员评估现场环境
采取安全措施
防止感染

→ 检查有无严重外出血

- 有
  紧急呼救
  检查伤口
  止血(直接压迫法、加压包扎法)
  → 检查有无继续出血
    - 有
      直接压迫法、加压包扎法。必要时采用其他方法止血
      如出现休克症状，采取相应救护措施
      等待救护车到来
    - 无
      包扎伤口
      守护伤员
      如出现休克症状，采取相应救护措施
      等待救护车到来
- 无
  必要时呼救
  检查伤口
  处理少量出血

→ 检查有无可疑内出血

- 无
  密切观察伤员
  有必要时紧急呼救
- 有
  紧急呼救，安慰、守护伤员，安置伤员于适当体位。处理其他伤势预防休克发生，出现休克采取相应救护措施。等待救护车到来

图49 出血救护流程图

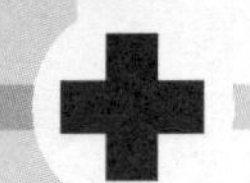

第三节 现场包扎技术

快速、准确地包扎伤口是外伤救护的重要一环。它可以起到快速止血、保护伤口、防止进一步污染、减轻疼痛的作用，有利于转运和进一步的治疗。

一、包扎的目的

1. 保护伤口，防止进一步污染，减少感染机会。
2. 减少出血，预防休克。
3. 保护内脏和血管、神经、肌腱等重要解剖结构。
4. 有利于转运伤员。

二、包扎材料

常用的包扎材料有创可贴、尼龙网套、三角巾、绷带、胶带等，还可根据三角巾使用原理就地取材，利用干净的手帕、毛巾、领带、围巾、衣服、床单等作为包扎材料。

三、包扎要求

包扎伤口动作要快、准、轻、牢。包扎时部位要准确、严密，不遗漏伤口；包扎动作要轻，不要碰触伤口；包扎要牢靠，但不宜过紧；包扎前伤口上一定要加盖敷料。

四、包扎方法

（一）绷带包扎

1. 环形包扎　此法是绷带包扎中最常用的，适用于肢体粗细较均匀处伤口的包扎（图 50a、b、c、d、e）。

2. 螺旋包扎　适用于粗细相等的肢体、躯干部位的包扎（图 51）。

3. 螺旋反折包扎　用于肢体上下粗细不等部位的包扎，如

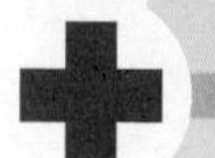

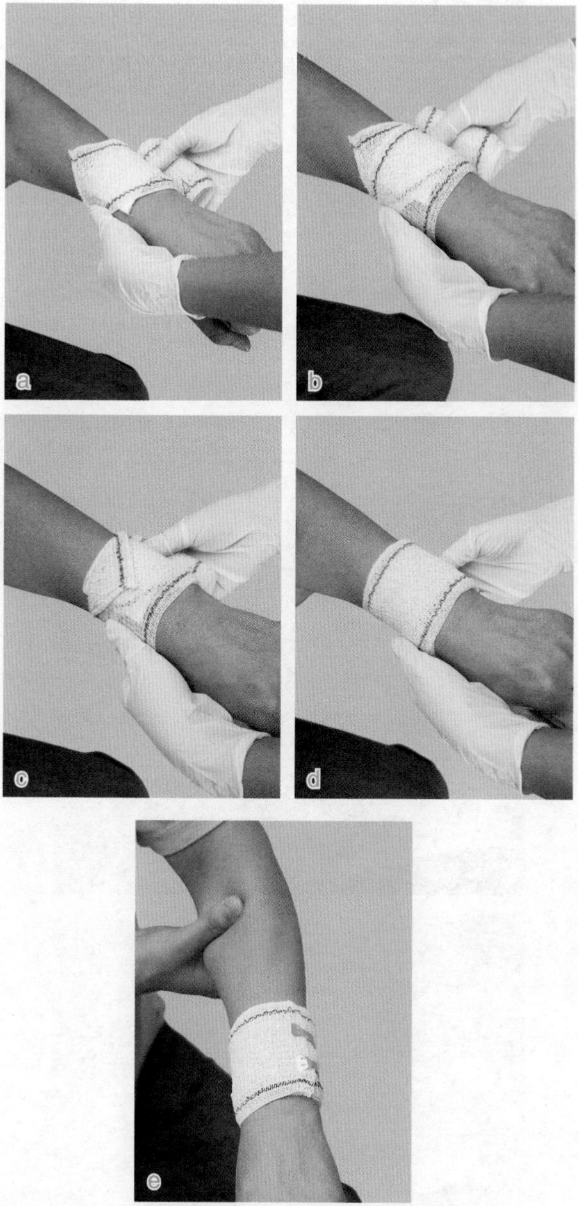

图 50　环形包扎法

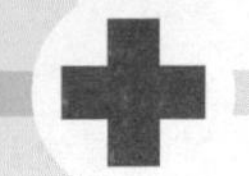

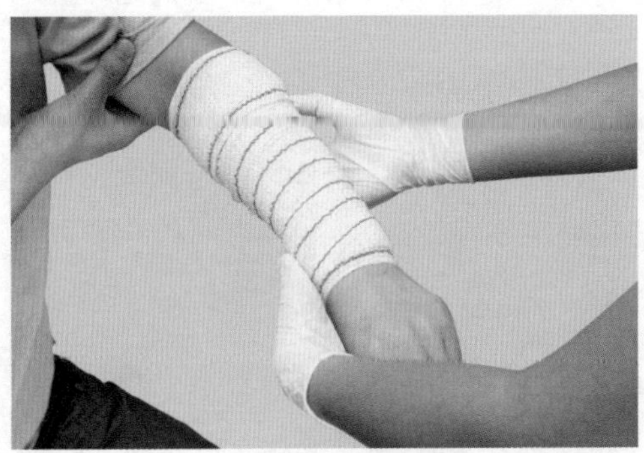

图 51 螺旋包扎

小腿、前臂等(图 52a、b)。

4. “8”字包扎 手掌、手背、踝部和其他关节处伤口选用“8”字包扎(图 53a、b)。

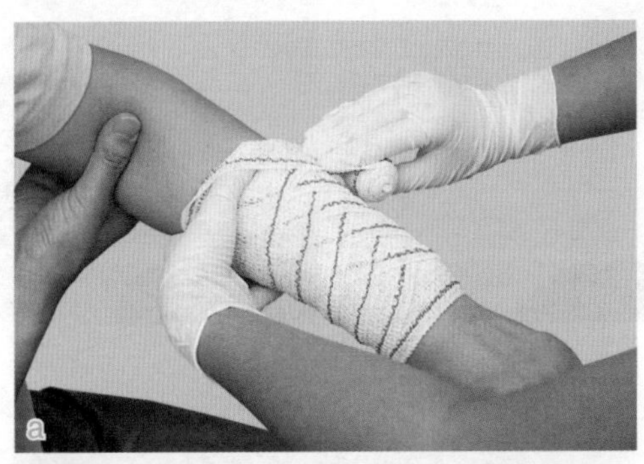

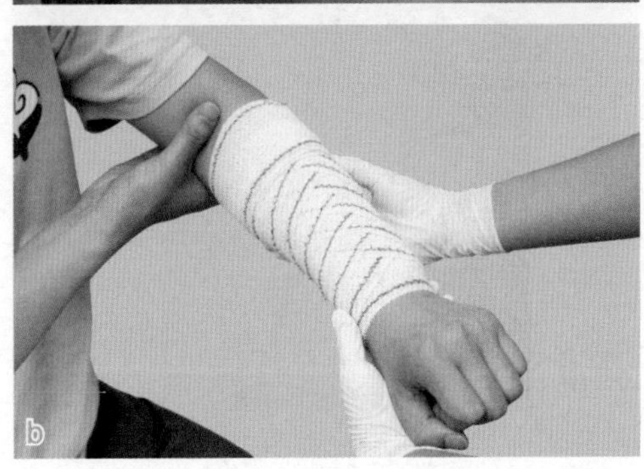

图 52 螺旋反折包扎

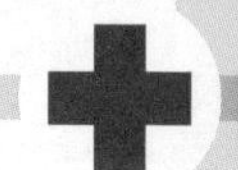

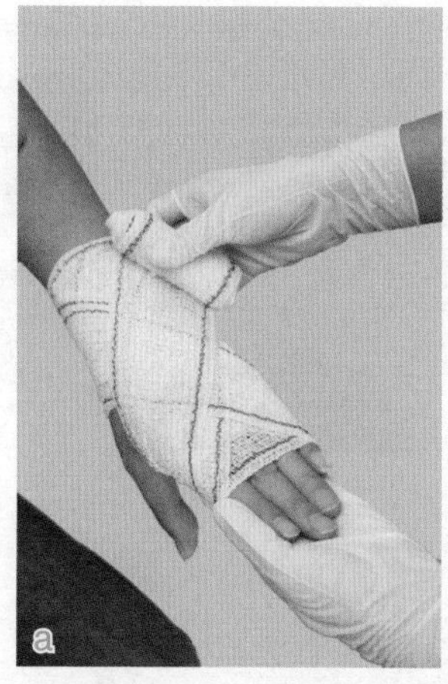

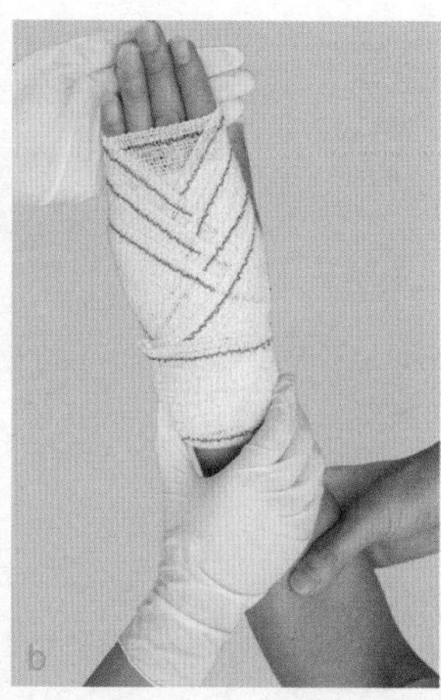

图 53 手部“8”字包扎

5. 回返包扎 用于头部、肢体末端或断肢部位的包扎(图 54a、b)。

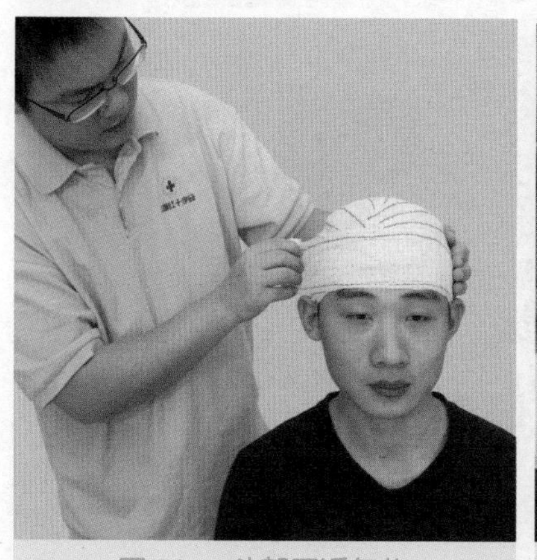

图 54a 头部回返包扎

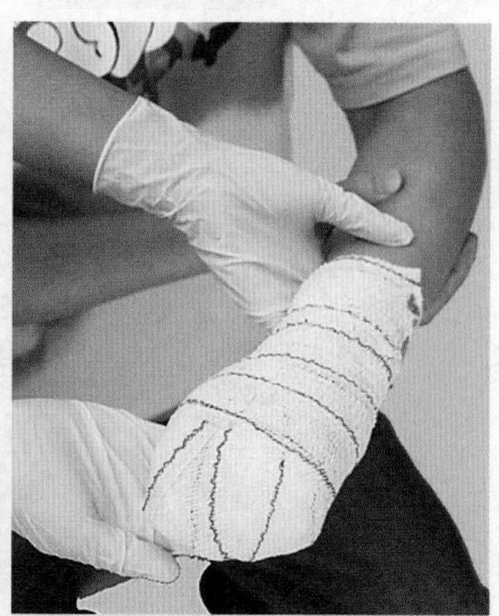

图 54b 肢体末端回返包扎

(二) 三角巾包扎

使用三角巾,注意边要固定,角要拉紧,中心伸展,敷料贴实。在应用时可按需要折叠成不同的形状,适用于不同部位的包扎。

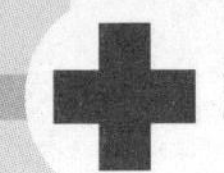

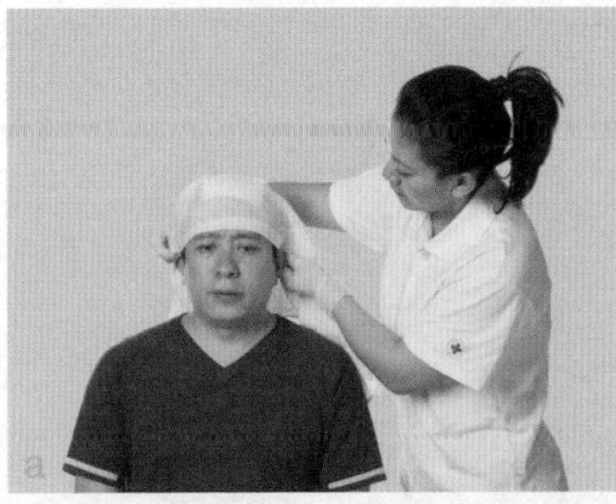

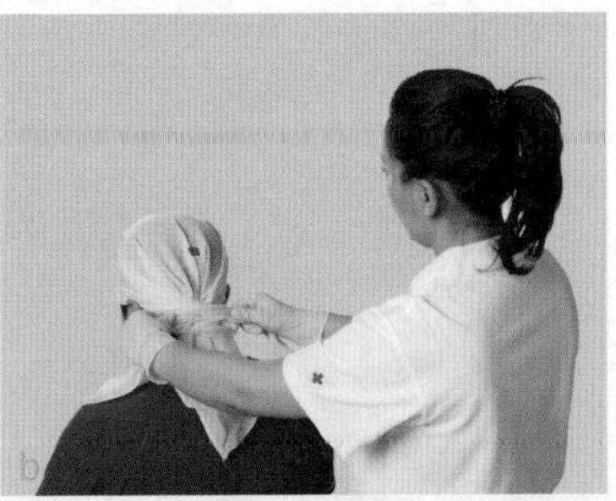

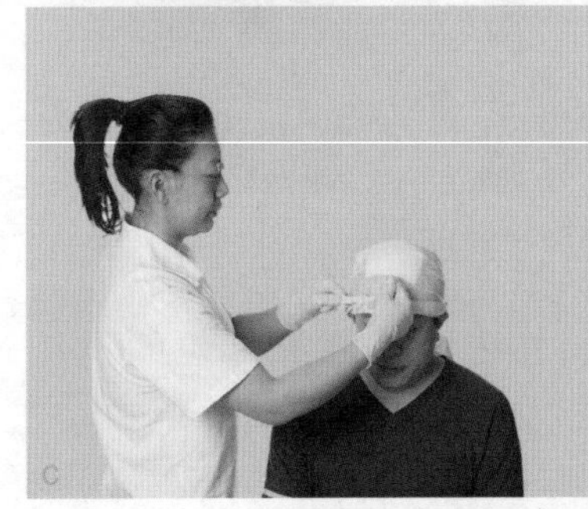

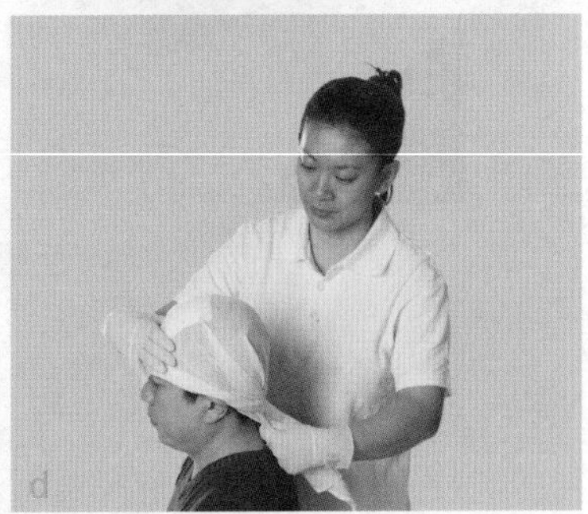

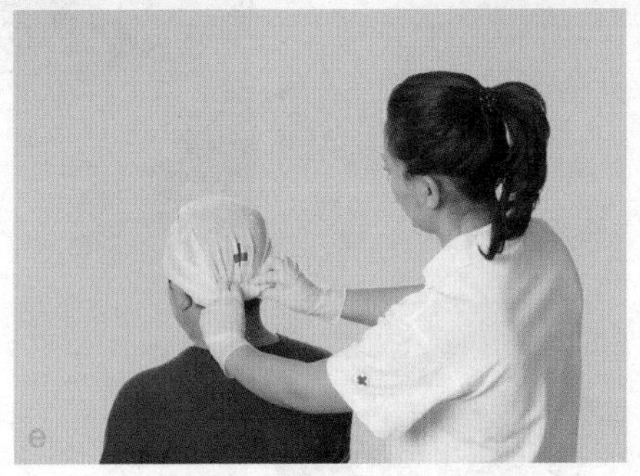

图 55 头顶帽式包扎

1. 头顶帽式包扎　见图 55a、b、c、d、e。
2. 双肩包扎　见图 56a、b。
3. 单侧胸部包扎　见图 57a、b。
4. 全腹部包扎　见图 58。
5. 手足包扎　见图 59a、b、c。
6. 膝部（肘部）带式包扎　见图 60a、b。

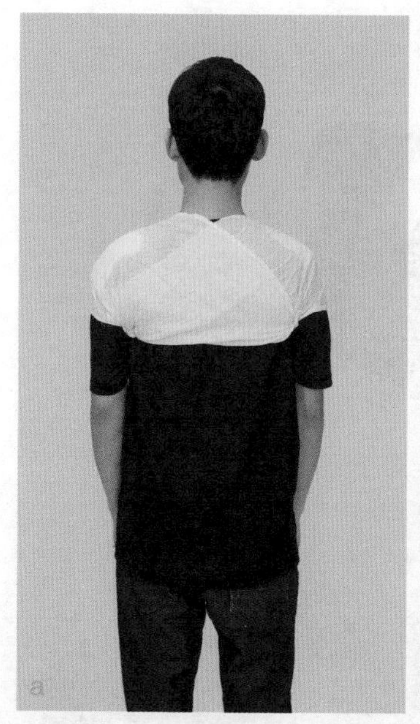

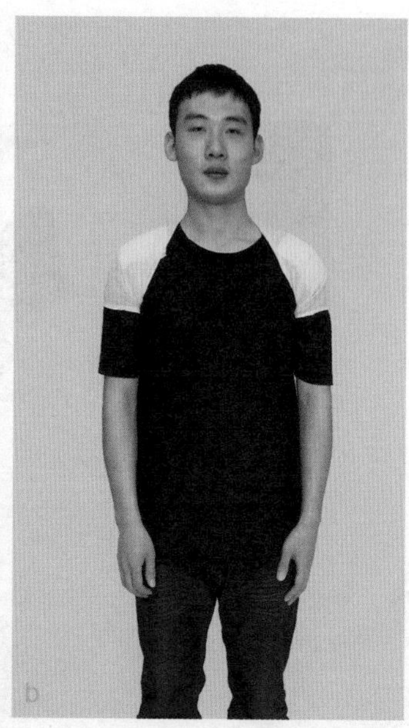

图 56 双肩包扎

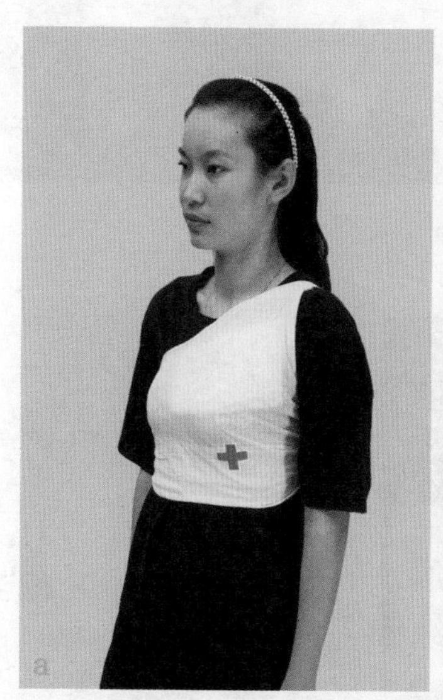

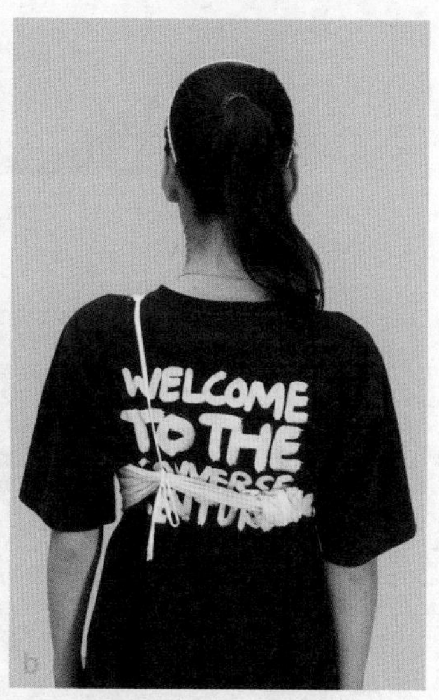

图 57 单侧胸部包扎

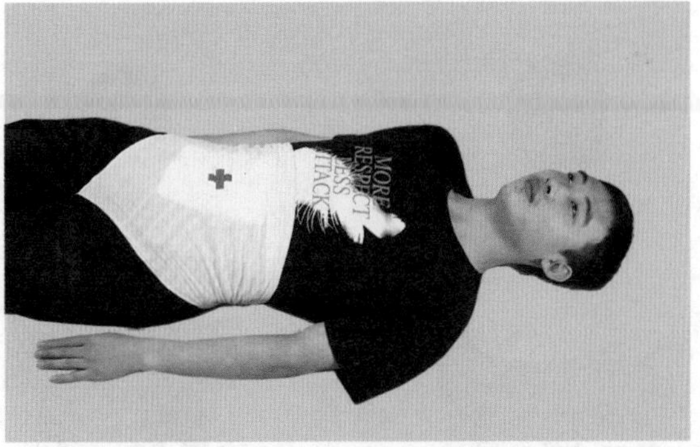

图 58 全腹部包扎

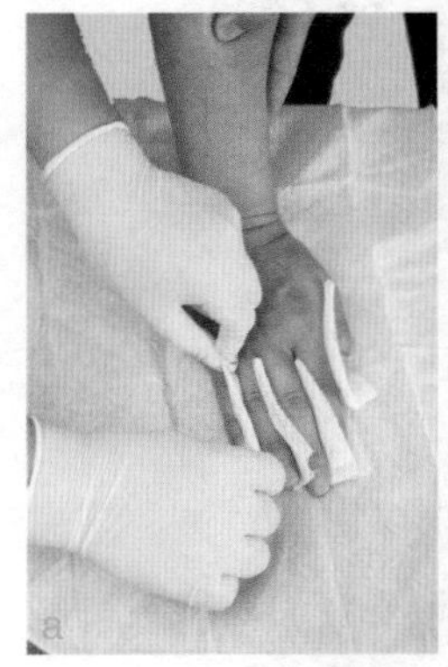

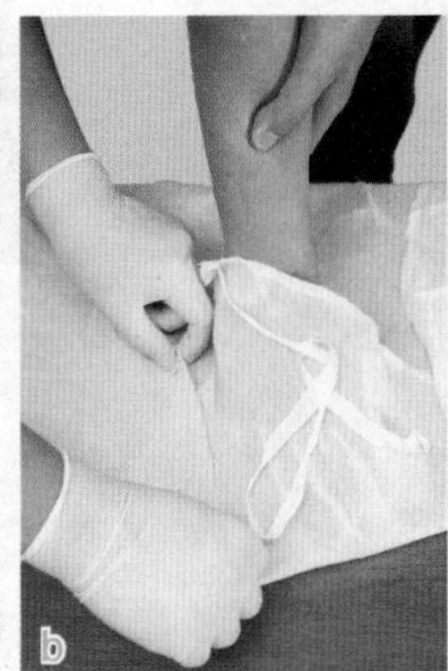

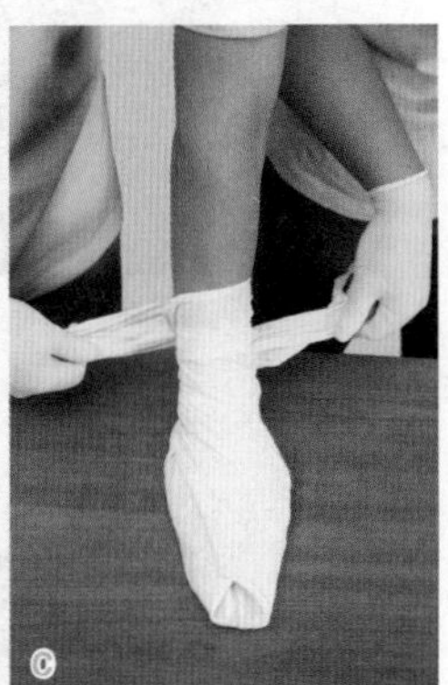

图 59 三角巾手部包扎

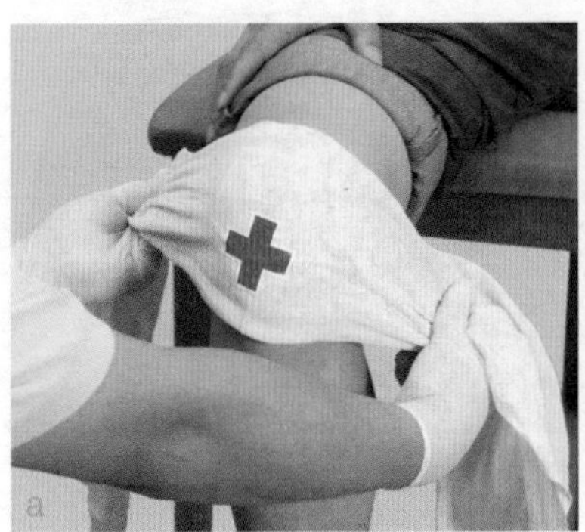

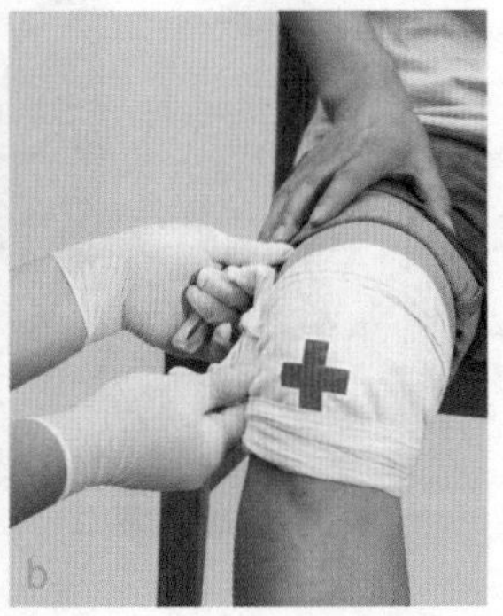

图 60 三角巾膝部包扎

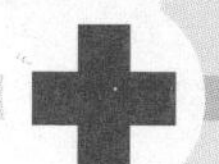

7. 悬臂带

(1) 小悬臂带:用于上臂骨折及上臂、肩关节损伤(图 61)。

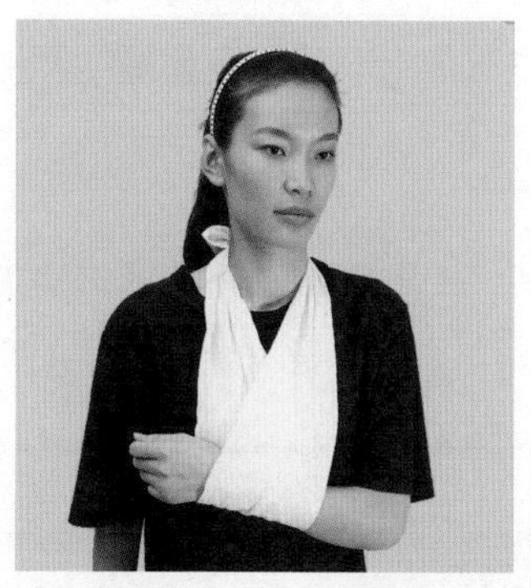

图 61 小悬臂带

(2) 大悬臂带:用于前臂、肘关节等的损伤(图 62a、b、c、d)。

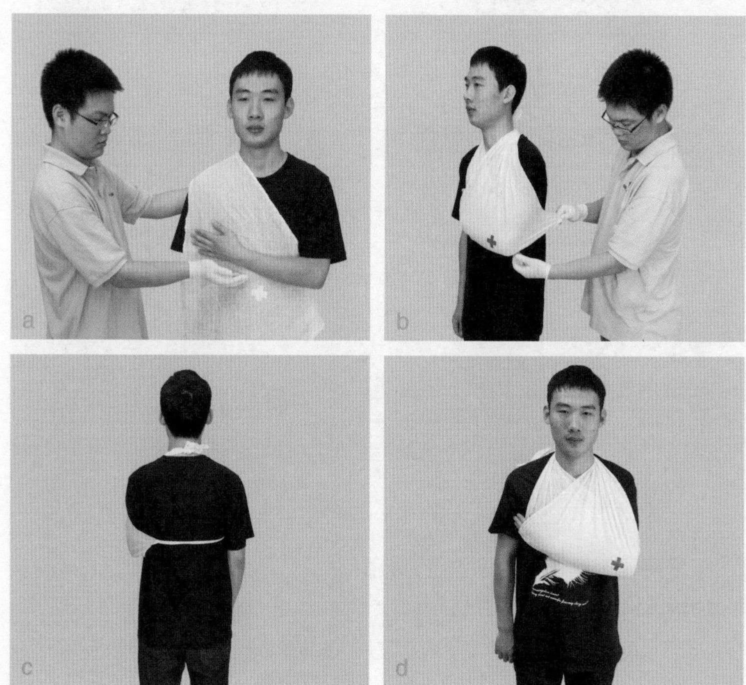

图 62 大悬臂带

五、伤口包扎流程图(图 63)。

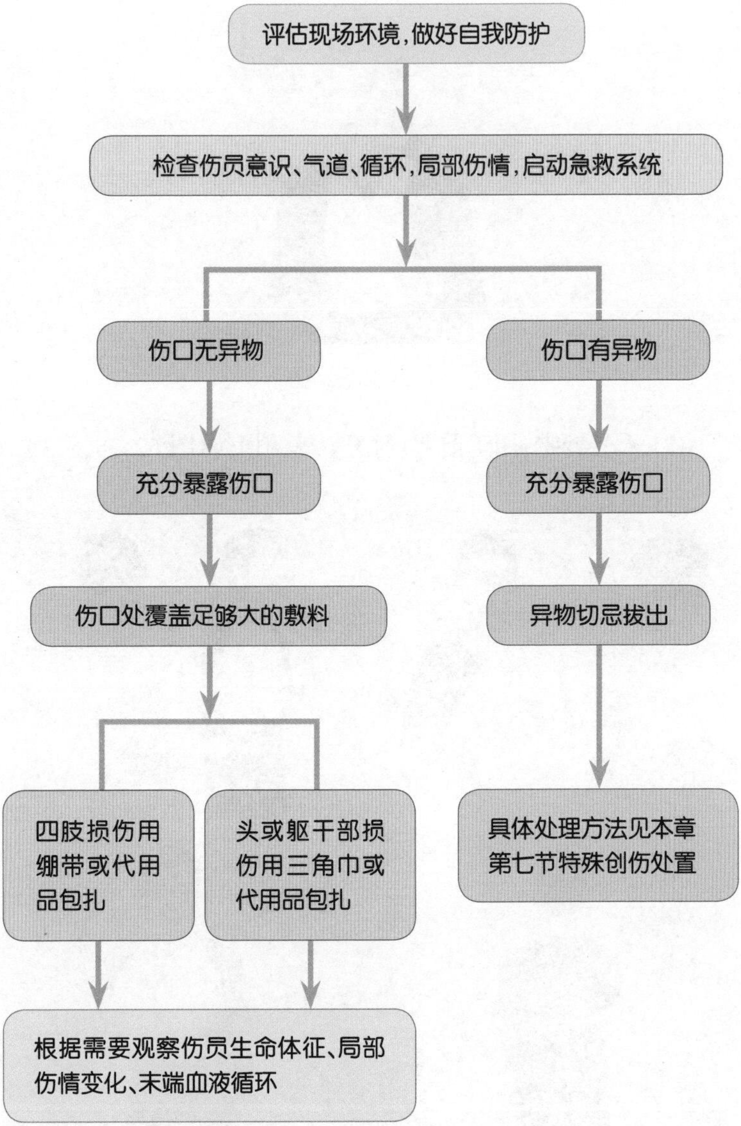

评估现场环境，做好自我防护

↓

检查伤员意识、气道、循环，局部伤情，启动急救系统

↓

- 伤口无异物
  - 充分暴露伤口
  - 伤口处覆盖足够大的敷料
    - 四肢损伤用绷带或代用品包扎
    - 头或躯干部损伤用三角巾或代用品包扎
  - 根据需要观察伤员生命体征、局部伤情变化、末端血液循环
- 伤口有异物
  - 充分暴露伤口
  - 异物切忌拔出
  - 具体处理方法见本章第七节特殊创伤处置

图 63 伤口包扎流程图

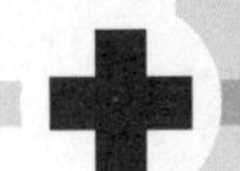

第四节 骨折固定

一、概述

骨的完整性由于受直接、间接外力和积累性劳损等原因的作用，使其完整性和连续性发生改变，称为骨折。

现场骨折固定是创伤救护的一项基本任务。正确、良好的固定能迅速减轻伤员伤痛，减少出血，防止损伤脊髓、神经、血管等重要组织，也是搬运伤员的基础，有利于转运后的进一步治疗。

如果现场安全，专业急救人员也能很快到达的情况下，应保持伤员原有的体位不动(制动)。

二、骨折固定的目的

1. 制动，减少伤员的疼痛。
2. 避免损伤周围组织、血管、神经。
3. 减少出血和肿胀。
4. 防止闭合性骨折转化为开放性骨折。
5. 便于搬运伤员。

三、骨折判断

1. 疼痛　突出表现是剧烈疼痛，移动时有剧痛，安静时则疼痛减轻。

2. 肿胀或瘀斑　出血和骨折端的错位、重叠，都会使外表呈现肿胀现象，瘀斑严重。

3. 功能障碍　原有的运动功能受到影响或完全丧失。

4. 畸形　骨折时肢体会发生畸形，呈现短缩、成角、旋转等。

四、固定材料

夹板、铝芯塑型夹板、就地取材(杂志、硬纸板、报纸等)等(图 64)。

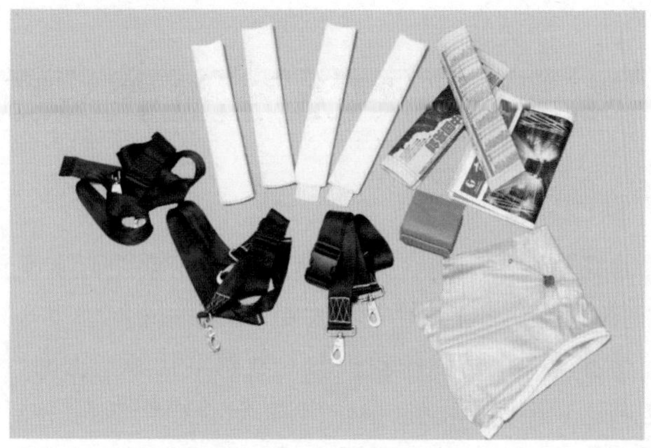

图 64 各类夹板及固定带

五、固定原则

现场环境安全，救护人员做好自我防护。

1. 检查伤员意识、呼吸、脉搏，并处理严重出血。

2. 用绷带、三角巾、夹板固定受伤部位。夹板固定时，夹板与肢体骨性突起部位之间加衬垫；躯干和健侧肢体固定时，肢体与躯干之间、肢体之间加衬垫。

3. 夹板的长度应能将骨折处的上、下关节一同加以固定。

4. 固定时，在可能的条件下，上肢为屈肘位，下肢呈伸直位。

5. 骨断端暴露，不要拉动，不要送回伤口内；开放性骨折现场不要冲洗，不要涂药，应该先止血、包扎再固定。

6. 暴露肢体末端以便观察末梢循环。

7. 固定伤肢后，如有可能应将伤肢抬高。

六、固定方法

根据现场的条件和骨折的部位采取不同的固定方式。固定要牢固，不能过松或过紧。在骨折和关节突出处要加衬垫，以加强固定和防止皮肤损伤。

根据伤情选择固定器材，必要时将受伤上肢固定于躯干，将

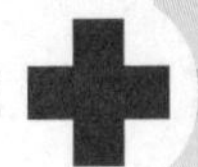

受伤下肢固定于健肢。

操作要点：

1. 置伤员于适当位置，就地施救。

2. 夹板与皮肤、关节、骨突出部位之间加衬垫。

3. 先固定骨折的上端（近心端），再固定下端（远心端），绑带不要系在骨折处，骨折两端应该分别固定至少两条固定带。

4. 前臂、小腿部位的骨折，尽可能用两块夹板固定。

5. 上肢为屈肘位（除外肘关节不能屈），下肢呈伸直位。

6. 暴露指（趾）端，便于检查末梢血液循环。

（一）上肢骨折

1. 上臂骨折（肱骨干骨折）

（1）铝芯塑型夹板固定（图 65a、b）。

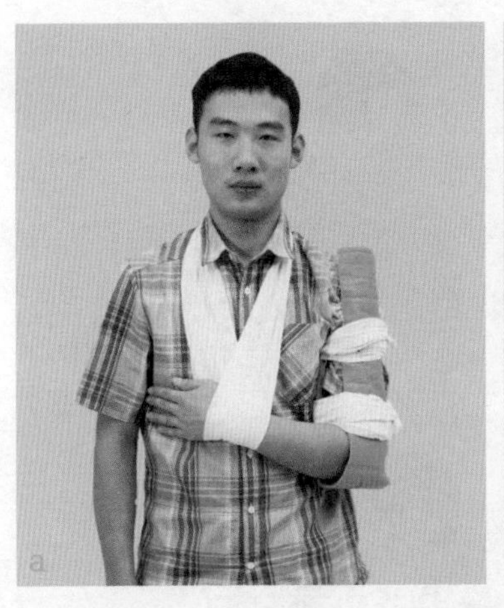

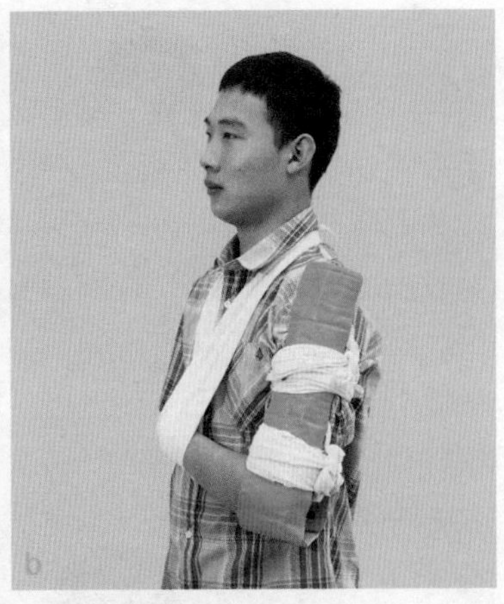

图 65　上臂骨折铝芯塑型夹板固定

（2）躯干固定：现场无夹板或其他可利用物时，可将伤肢固定于躯干（图 66）。

1）伤员屈肘位，大悬臂带悬吊伤肢。

2）伤肢与躯干之间加衬垫。

3）用宽带将伤肢固定于躯干。

4）检查末梢血液循环。

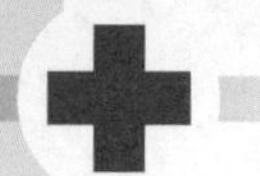

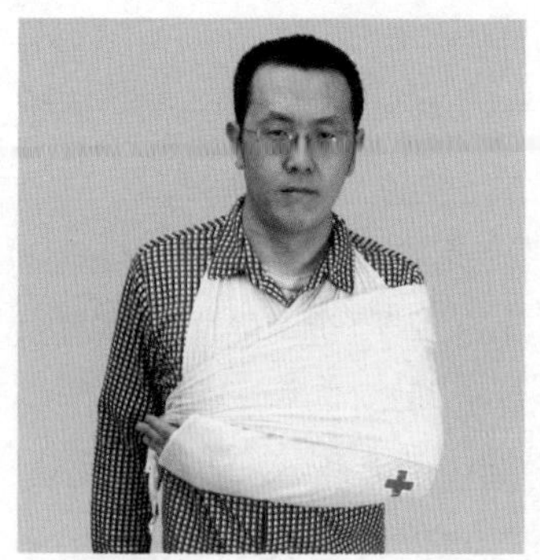

图 66 躯干固定

2. 前臂骨折(桡、尺骨骨折)

(1) 夹板固定(图 67a、b)。

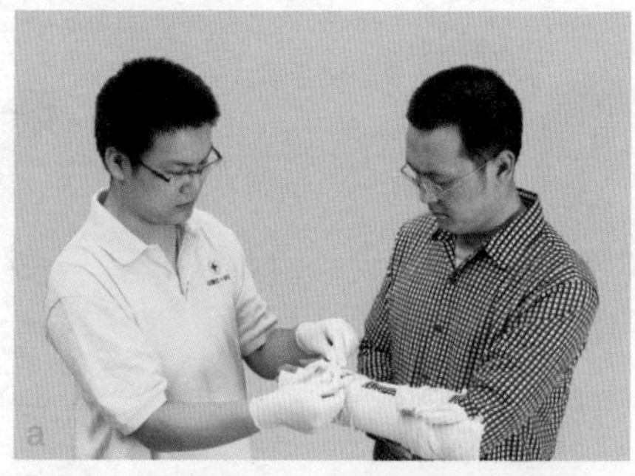

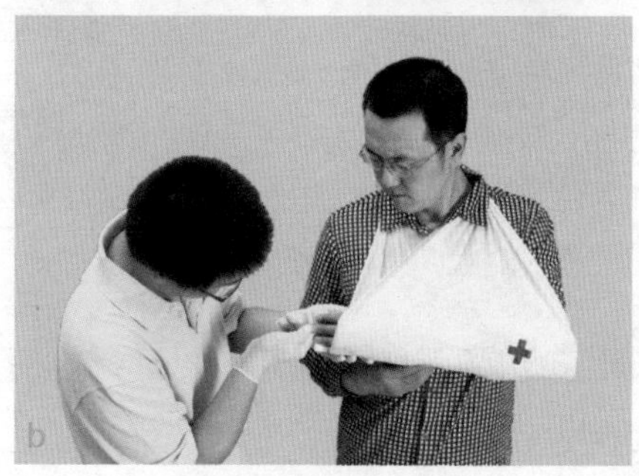

图 67 两块夹板固定

(2) 躯干固定:与上臂骨折固定方法相同,制动带可稍窄。

(3) 衣服固定:用衣服托起伤肢,将伤肢固定于躯干(图 68a、b)。

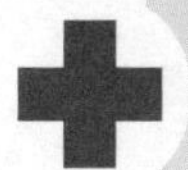

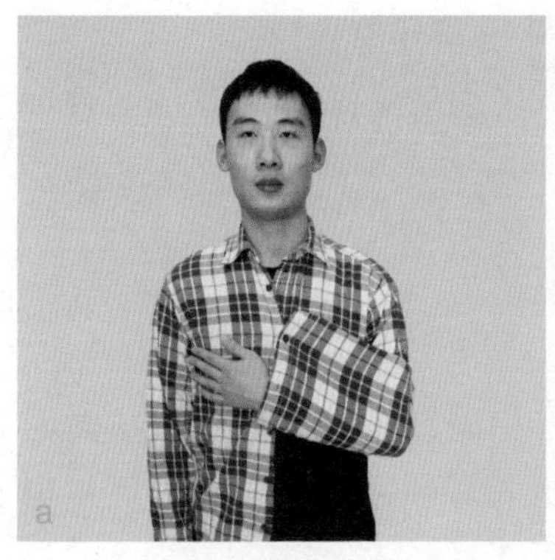

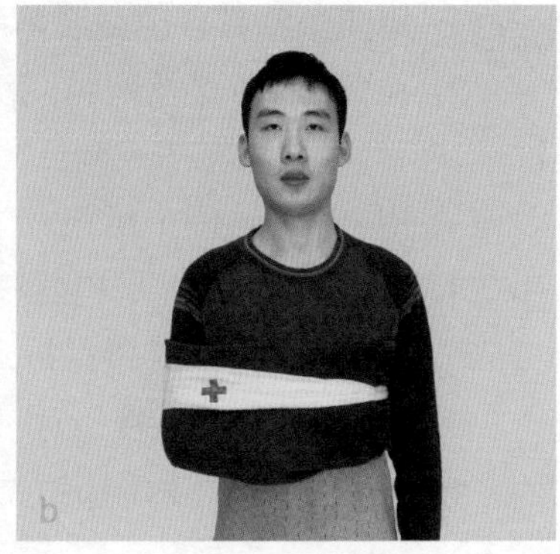

图 68 衣服固定

（二）下肢骨折

1. 大腿骨折（股骨干骨折）

健肢固定（图 69a、b）：

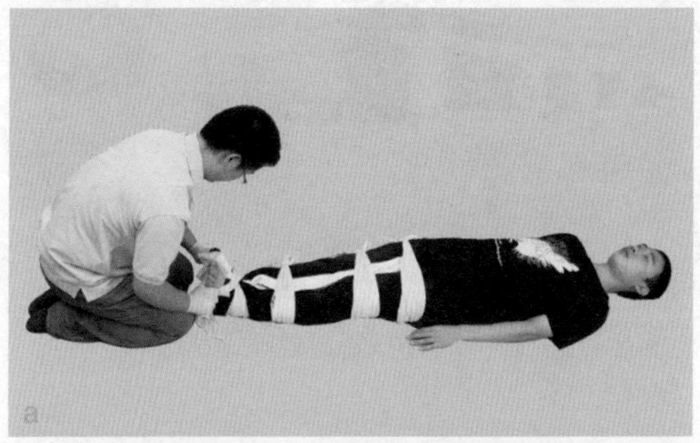

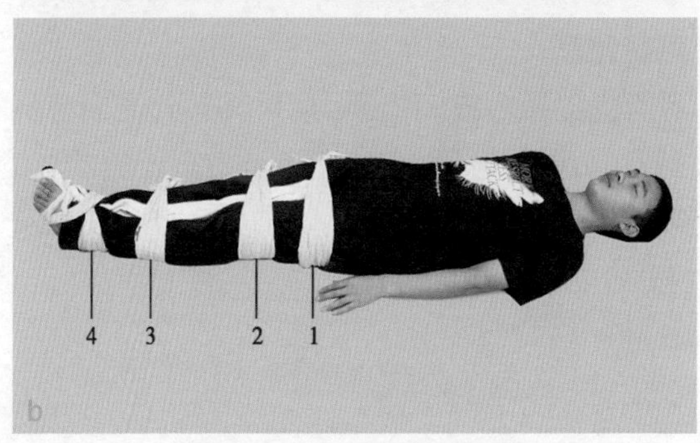

图 69 大腿骨折健肢固定

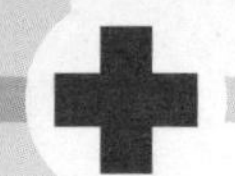

(1) 用四条宽带自健侧肢体膝下、踝下穿入。

(2) 在两膝、两踝及两腿间隙之间垫好衬垫,依次固定骨折上、下两端,小腿和踝部。

(3) 用“8”字法固定足踝。

(4) 趾端露出,检查末梢血液循环。

2. 小腿骨折(胫、腓骨骨折)

健肢固定:与大腿骨折固定相同,用四条宽带固定,先固定骨折上、下两端,然后固定大腿和踝部,用“8”字法固定足踝(图70)。

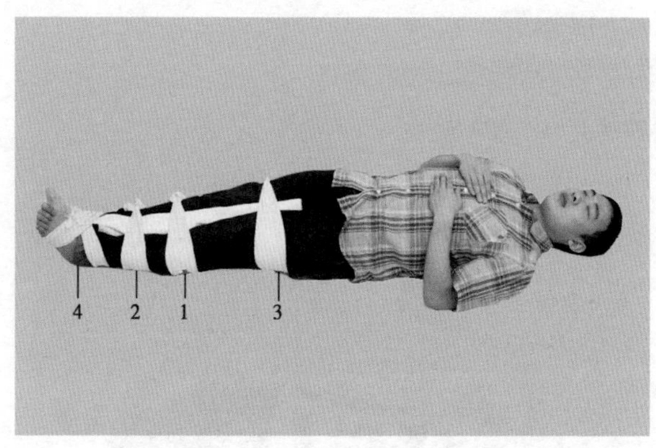

图70 小腿骨折健肢固定

(三)脊柱骨折

脊柱常因直接暴力或间接暴力引起损伤,造成骨折或脱位,若损伤脊髓及马尾神经,常引起截瘫和大小便失禁。非专业人员没有经过严格的培训,不主张移动伤员,应该立即拨打急救电话等待专业医护人员进行处理。

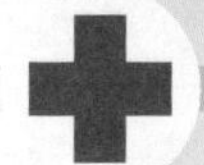

七、骨折固定流程图（图71）。

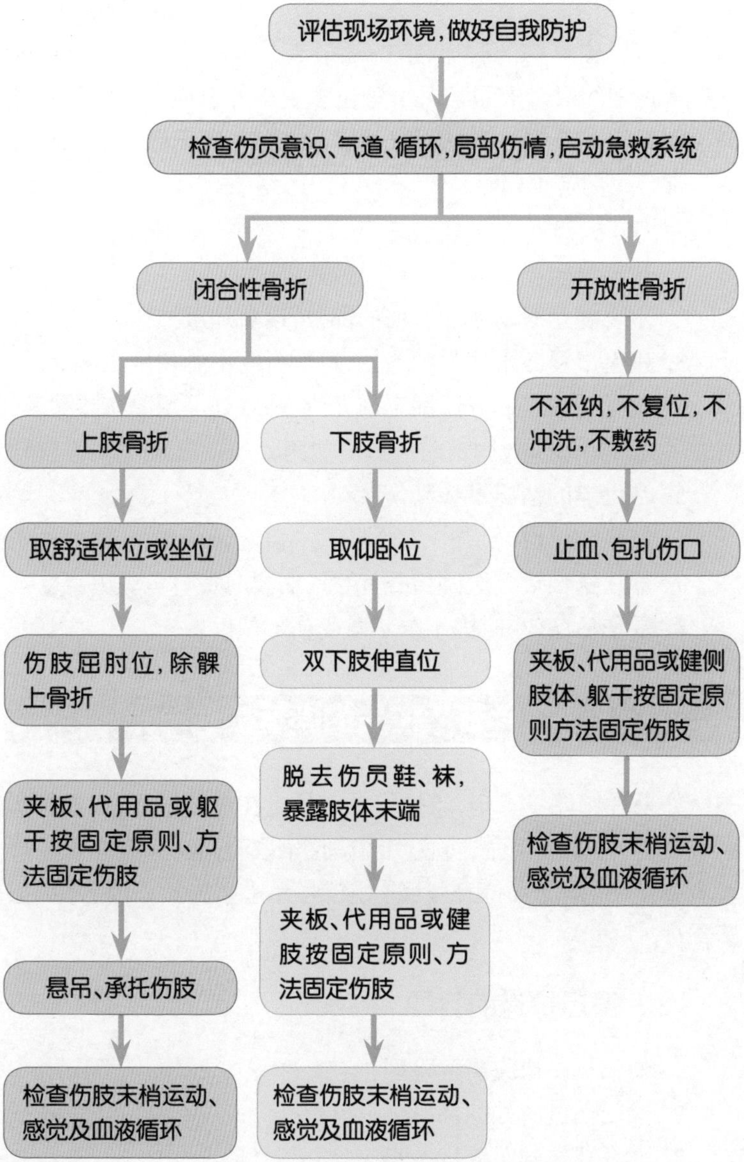

评估现场环境，做好自我防护
↓
检查伤员意识、气道、循环，局部伤情，启动急救系统
↓

- 闭合性骨折
  - 上肢骨折 → 取舒适体位或坐位 → 伤肢屈肘位，除髁上骨折 → 夹板、代用品或躯干按固定原则、方法固定伤肢 → 悬吊、承托伤肢 → 检查伤肢末梢运动、感觉及血液循环
  - 下肢骨折 → 取仰卧位 → 双下肢伸直位 → 脱去伤员鞋、袜，暴露肢体末端 → 夹板、代用品或健肢按固定原则、方法固定伤肢 → 检查伤肢末梢运动、感觉及血液循环
- 开放性骨折 → 不还纳，不复位，不冲洗，不敷药 → 止血、包扎伤口 → 夹板、代用品或健侧肢体、躯干按固定原则方法固定伤肢 → 检查伤肢末梢运动、感觉及血液循环

图71　骨折固定流程图

第五节 关节脱位与扭伤

关节脱位又称为脱臼，指的是组成关节的骨之间部分或完全失去正常的对合关系。关节脱位多由于外力撞击或肌肉猛烈牵拉引起。关节脱位多见于肩关节、肘关节、颞下颌关节和指关节。常合并韧带损伤。

救护方法如下：

1. 扶伤员坐下或躺下，尽量舒适。
2. 不要随意搬动或揉受伤的部位，以免加重损伤。
3. 用毛巾浸冷水冷敷肿胀处，每次时间不能超过 20 分钟。
4. 按骨折固定的方法固定伤处。在肿胀处可用厚布垫包裹，用绷带或三角巾包扎固定时应适当加压。
5. 在可能的情况下垫高伤肢。
6. 每隔 10 分钟检查一次伤肢远端血液循环。
7. 尽快送伤员到医院检查、治疗，必要时拨打急救电话。
8. 受伤后 72 小时内不要热敷受伤部位。

第六节 伤员的搬运护送

如果现场环境安全，救护伤员应尽量在现场进行，在救护车到来之前，为挽救生命、防止伤病恶化争取时间。只有在现场环境不安全，或是受局部环境条件限制，无法实施救护时，才可搬运伤员。

一、搬运护送的目的

1. 使伤员尽快脱离危险区。
2. 改变伤员所处的环境，以利抢救。
3. 安全转送到医院进一步治疗。

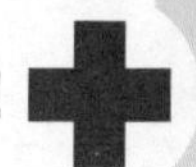

二、搬运护送原则

1. 搬运应有利于伤员的安全和进一步救治。
2. 搬运前应做必要的伤病处理(如止血、包扎、固定)。
3. 根据伤员的情况和现场条件选择适当的搬运方法。
4. 搬运护送中应保证伤员安全,防止发生二次损伤。
5. 注意伤员伤病变化,及时采取救护措施。

三、搬运护送方法

(一) 徒手搬运

1. 单人徒手搬运法

(1) 扶行法(图 72)。

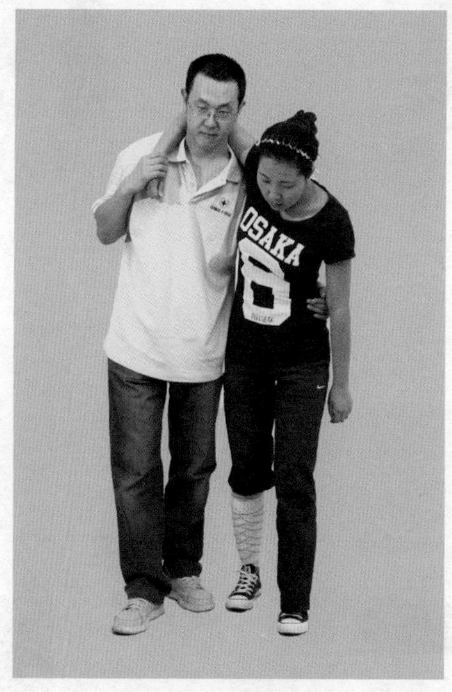

图 72 扶行法

(2) 背负法(图 73a、b)。

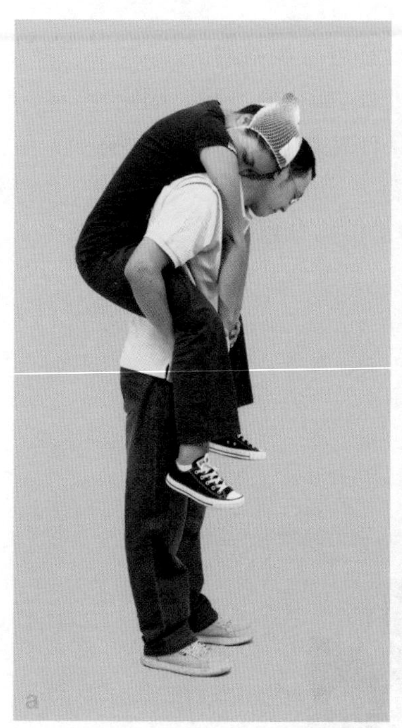
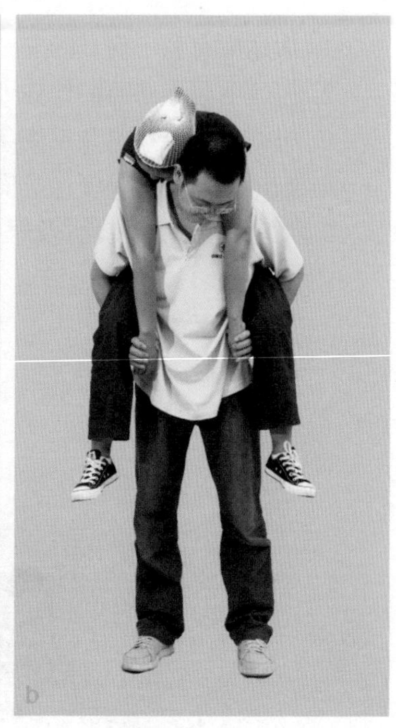

图 73　背负法

(3) 拖行法。

1) 腋下拖行法(图 74)。

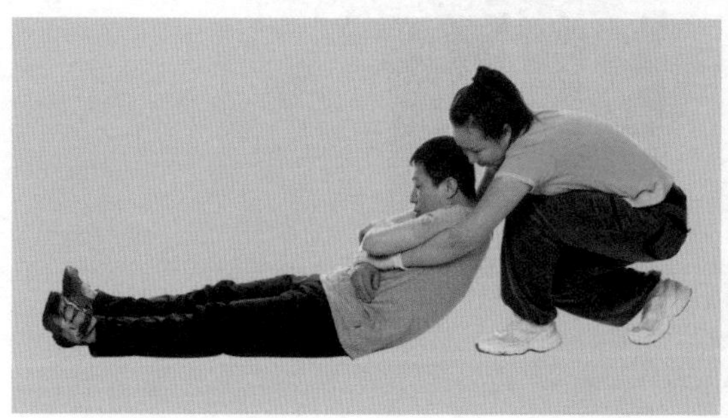
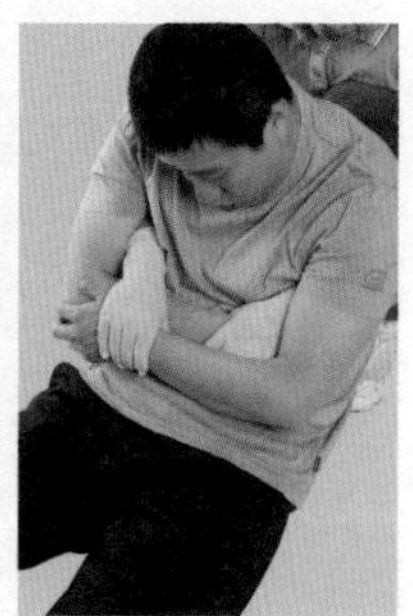

图 74　腋下拖行法

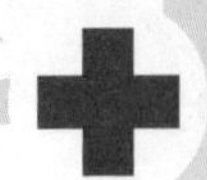

2）衣服拖行法（图 75）。

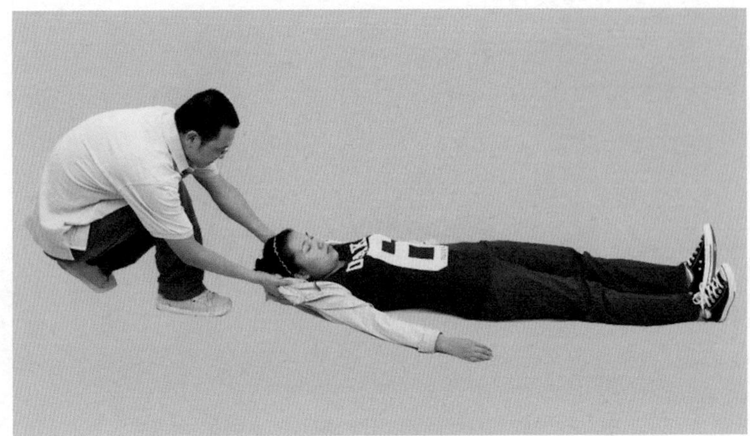

图 75 衣服拖行法

3）毛毯拖行法（图 76）。

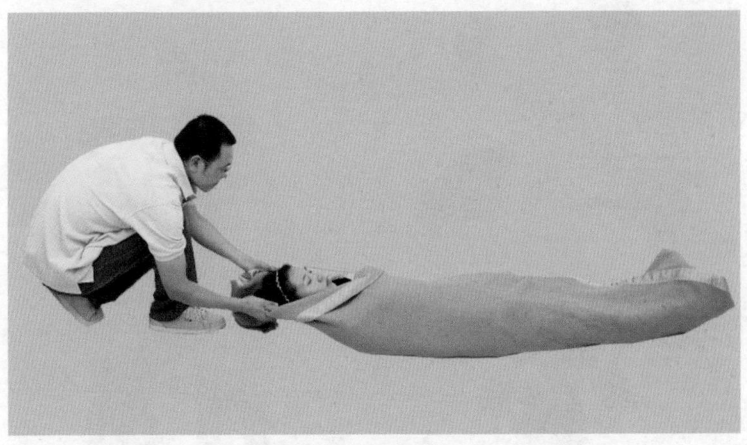

图 76 毛毯拖行法

(4) 爬行法(图 77)。

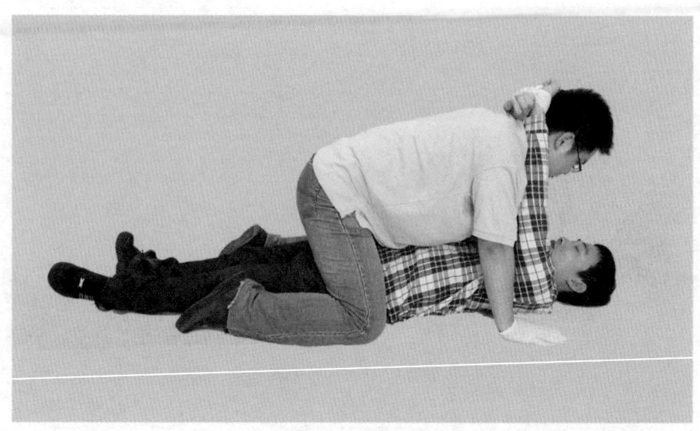

图 77 爬行法

2. 双人徒手搬运法

(1) 轿杠式(图 78a、b、c)。

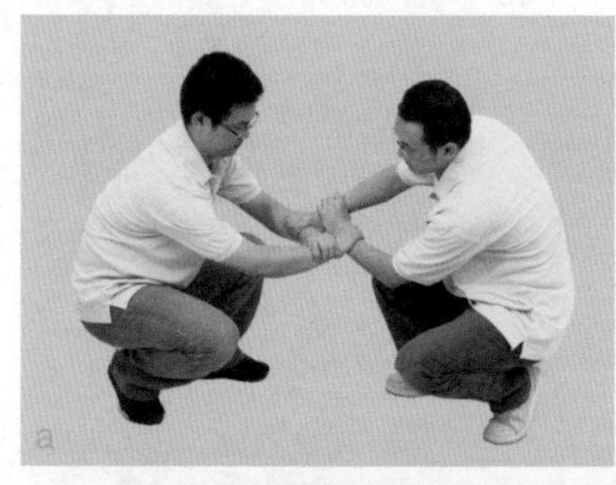

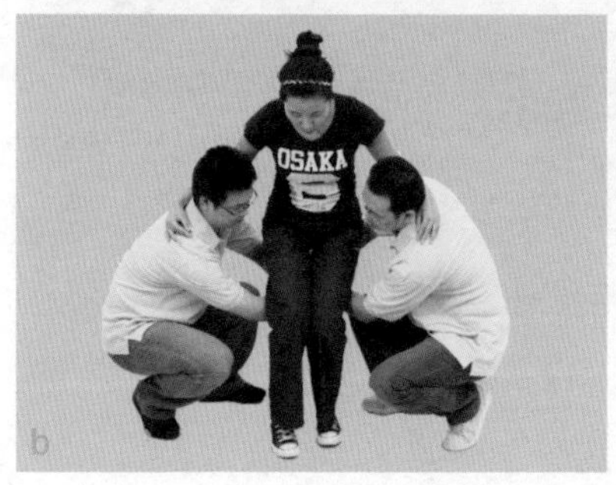

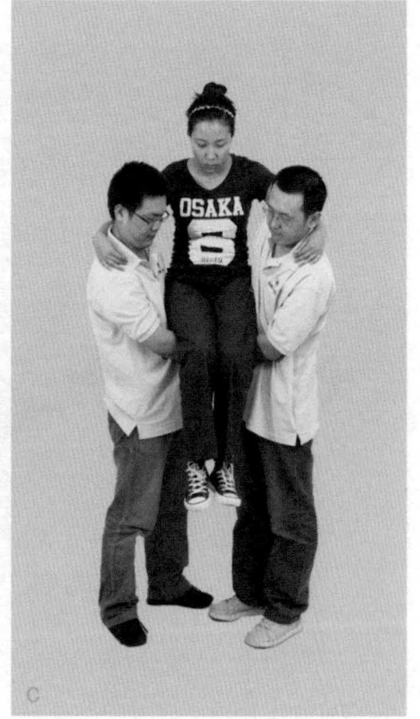

图 78 轿杠式

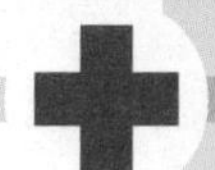

(2) 椅托式(图 79a、b、c)。

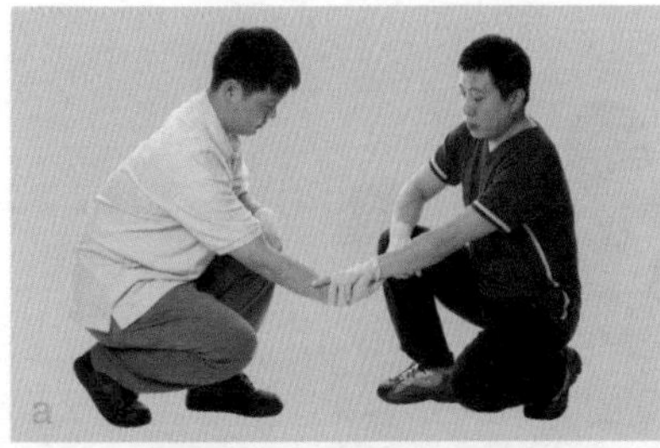

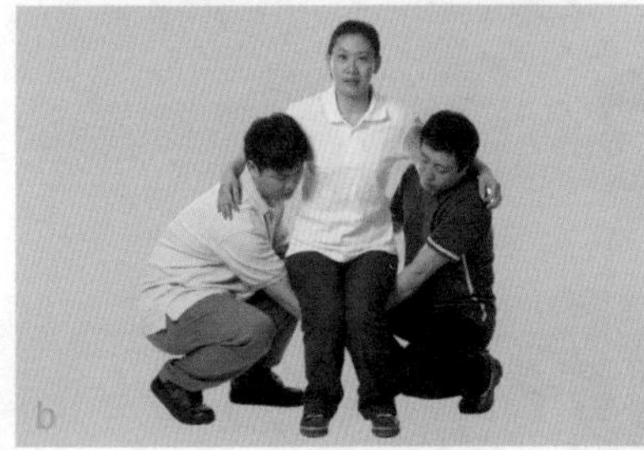

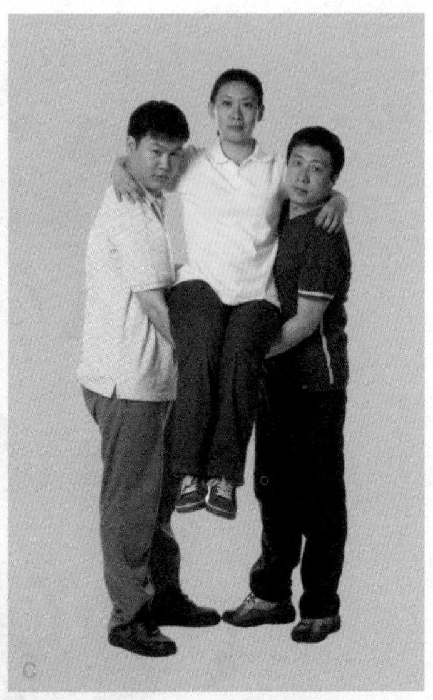

图 79 椅托式

(3) 拉车式(前后扶持法)(图 80)。

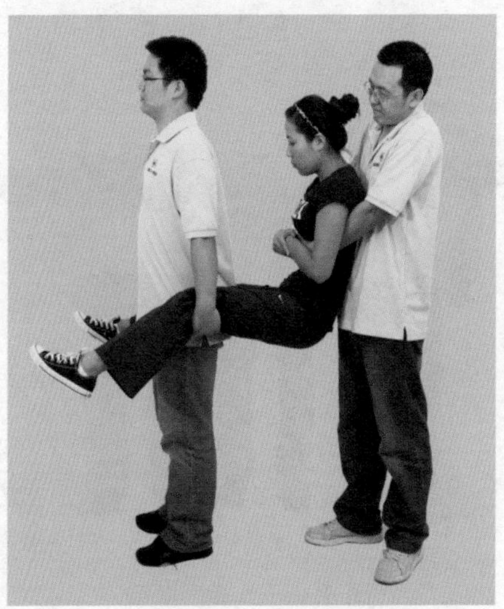

图 80 拉车式

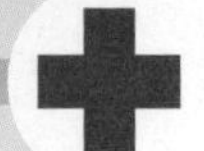

3. 三人徒手搬运法(图 81a、b、c)。

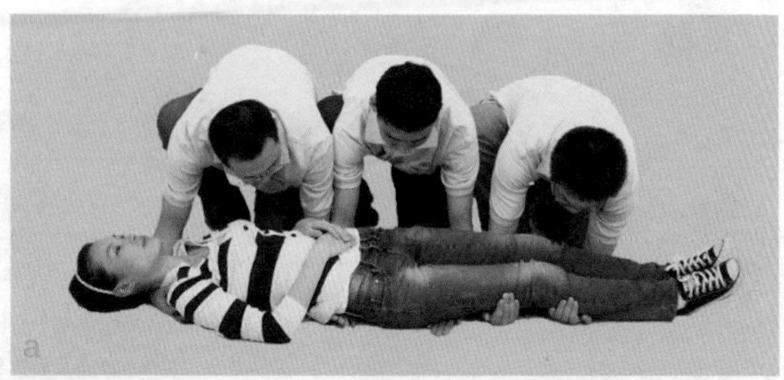

a

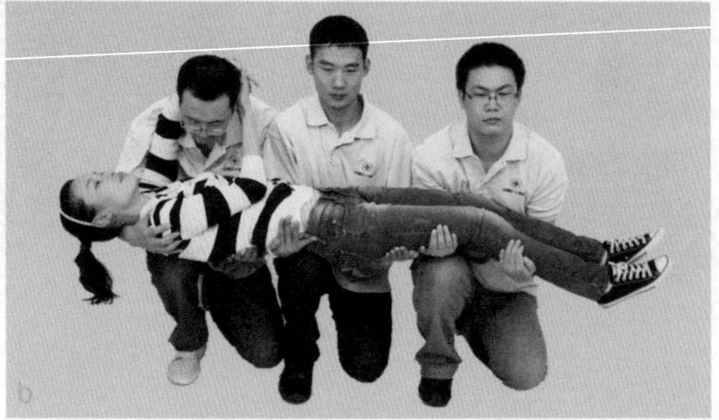

b

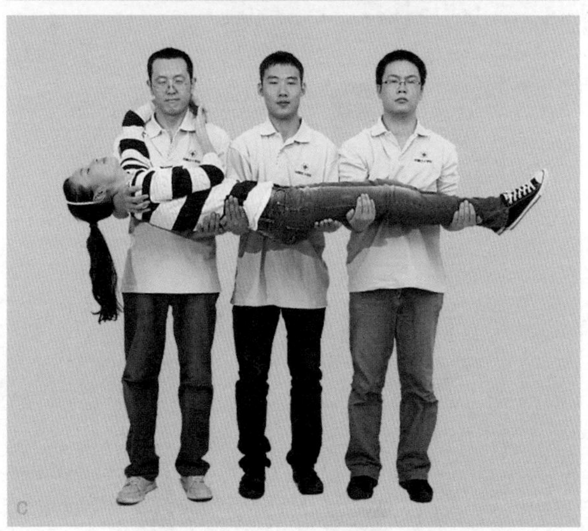

c

图 81 三人徒手搬运

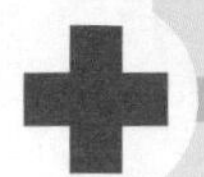

（二）使用器材搬运

担架是运送伤员最常用的工具，担架种类很多。一般情况下，对肢体骨折或怀疑脊柱受伤的伤员都需使用担架搬运，可使伤员安全，避免加重损伤。

1. 常用担架

（1）折叠铲式担架：可双侧打开，将伤员铲入担架，常用于脊柱损伤、骨折伤员的搬运。

（2）脊柱板：用于脊柱损伤、骨折损伤的现场搬运（图 82a、b、c）。

（3）帆布担架：用于无脊柱损伤、无骨盆或髋部骨折的伤员。

2. 自制担架

（1）木板担架：可用木板、床板等制作。

（2）毛毯担架：可用床单、被罩、雨衣等替代。

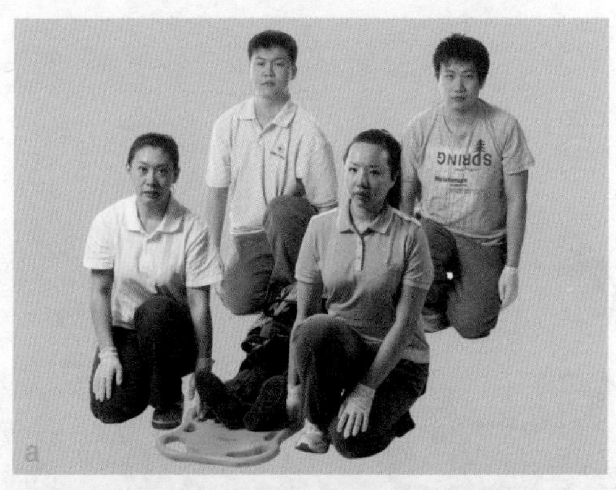

a

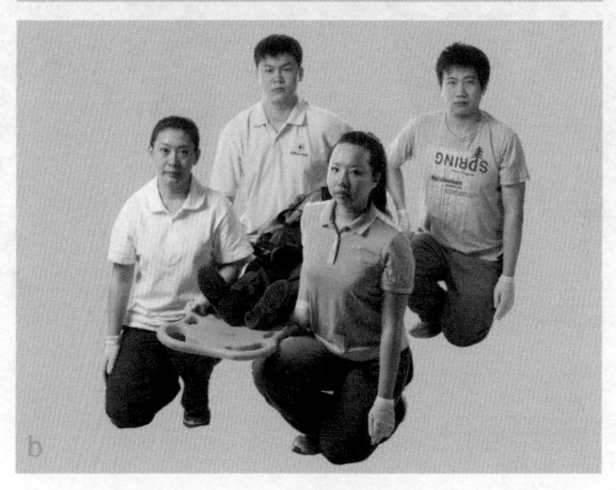

b

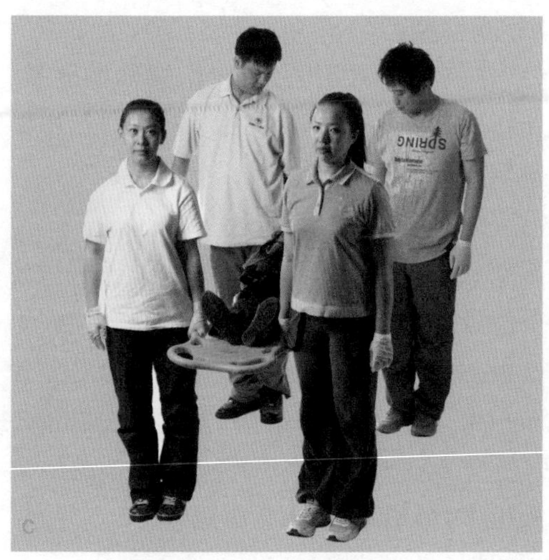

图 82　脊柱板搬运伤员

3. 椅子搬运(图 83a、b)。

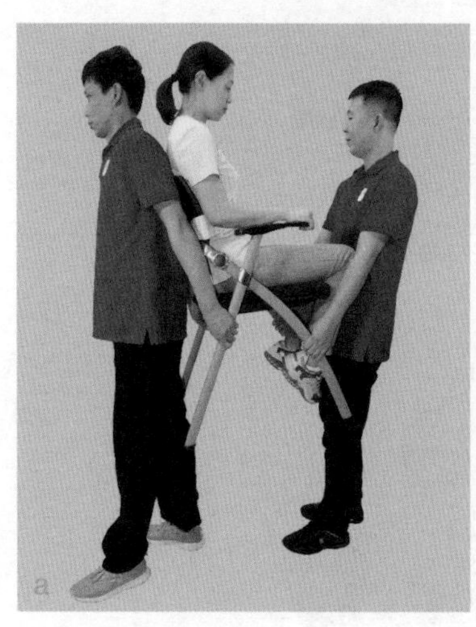

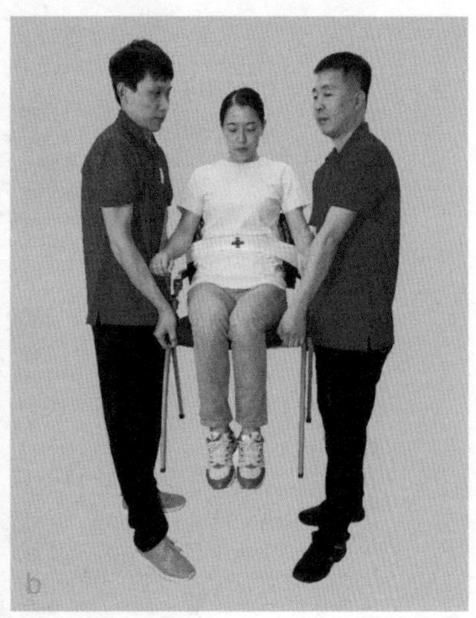

图 83　椅子搬运

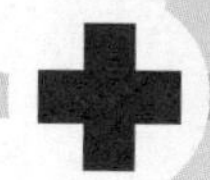

第七节 特殊创伤处置

创伤一般是在各种不确定情况下发生的，发生创伤后受伤程度和表现各种各样，有些伤比较特殊，如腹部开放性损伤肠管溢出、异物扎入、肢体离断伤等。

一、颅底骨折

颅底骨折通常为强烈间接暴力引起，如高空坠落伤、车祸等。

1. 伤员可有皮下出血，鼻腔、口腔、外耳道流出血性脑脊液（耳鼻漏），严重者可有脑神经损伤的相应表现。

2. 现场救护

(1) 环境安全，救护员做好自我防护。

(2) 伤员平卧，头部略抬高，立即启动急救系统。

(3) 严禁擤鼻涕，切勿冲洗和填塞耳道、鼻孔。

(4) 检查意识、气道、呼吸、脉搏，保持呼吸道通畅。

二、开放性气胸

胸壁有伤口，胸膜腔与外界相通，空气可自由进出，胸膜腔负压消失，伤侧肺压缩。伤员表现气促、呼吸困难，严重者出现休克。开放性气胸包扎时需要使用非密闭性敷料，防止封闭伤口造成张力性气胸。

开放性气胸的现场处理：

1. 环境安全，救护员做好自我防护。

2. 无昏迷、休克的伤员取半卧位，立即启动急救系统。

3. 简单包扎，用纱布或清洁敷料压在伤口上，再用宽带包扎（图 84）。

4. 观察伤员意识、呼吸、脉搏，保持呼吸道通畅。

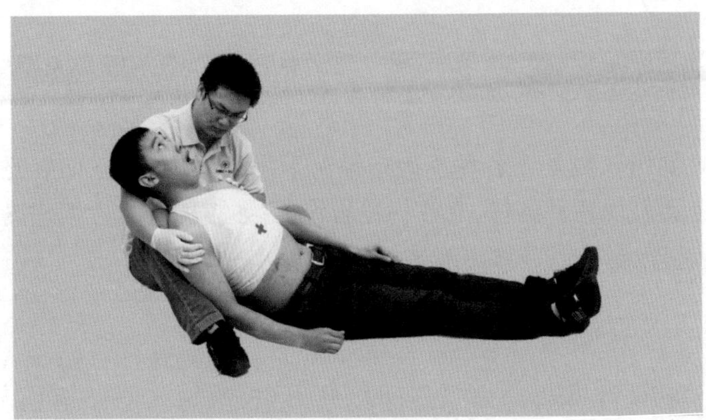

图 84 简单包扎

三、腹部开放性损伤肠管溢出(图 85a、b、c、d、e、f、g、h)

1. 环境安全,救护员做好自我防护。

2. 伤员仰卧屈膝位,迅速启动急救系统。

3. 可用干净湿敷料覆盖外溢的肠管,如条件允许可再用保鲜膜覆盖湿敷料,外套环形圈。

4. 选大小适合的碗(盆)扣在环形圈上方。

5. 三角巾折叠成宽带绕腹固定碗(盆)于健侧腹侧方打结。

6. 三角巾全腹部包扎。

7. 伤员双膝间加衬垫,固定双膝,膝下垫软垫。

8. 观察伤员意识、呼吸、脉搏,保持呼吸道通畅。

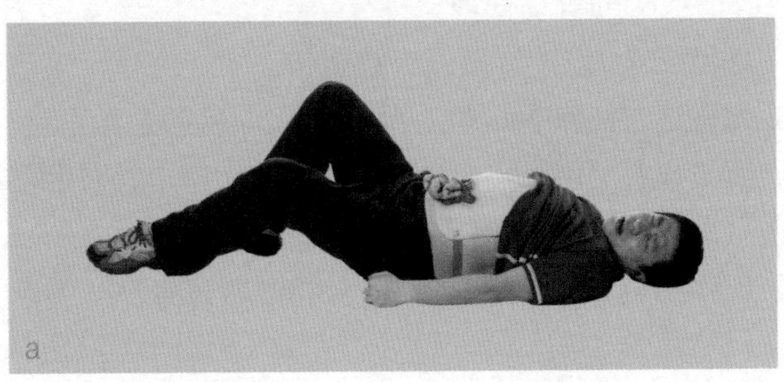

a

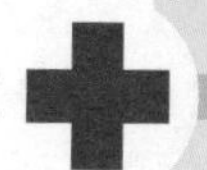

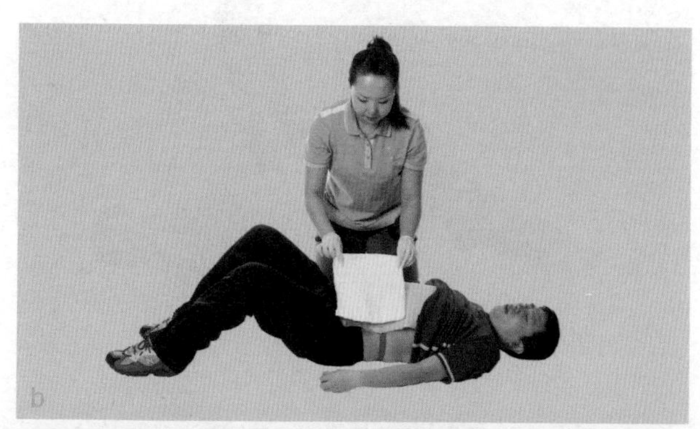

b

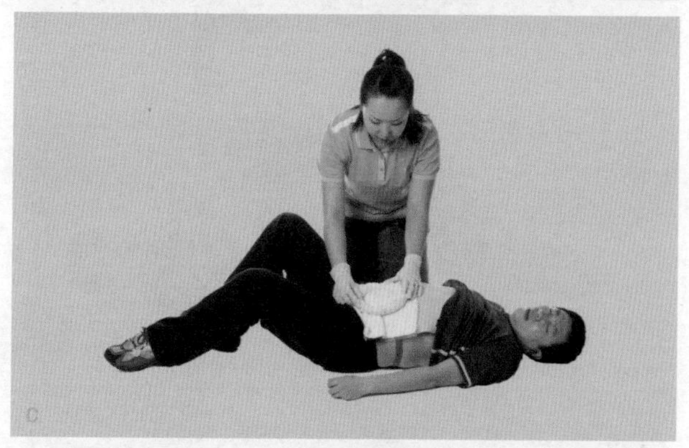

c

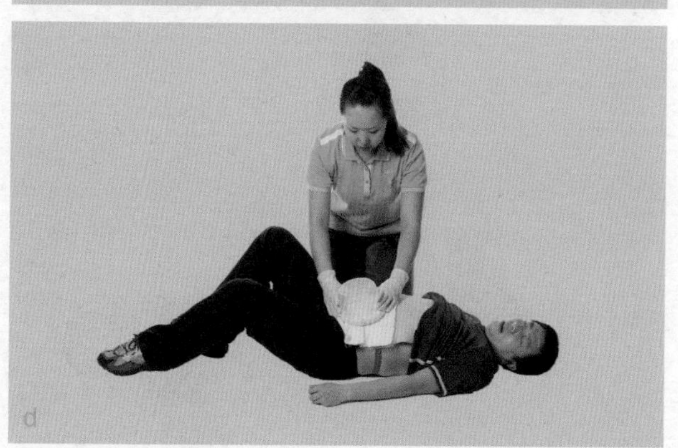

d

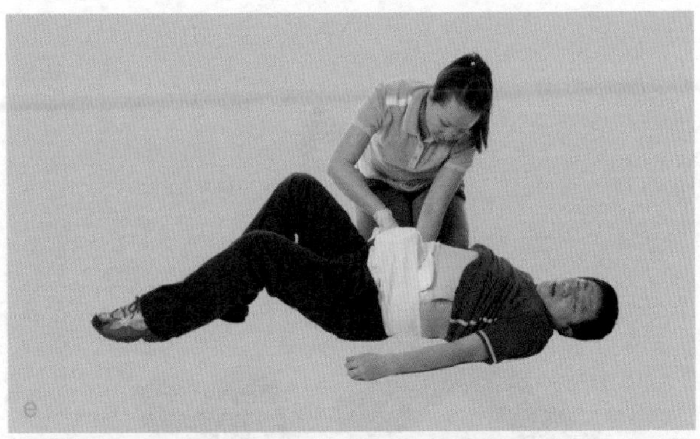
e

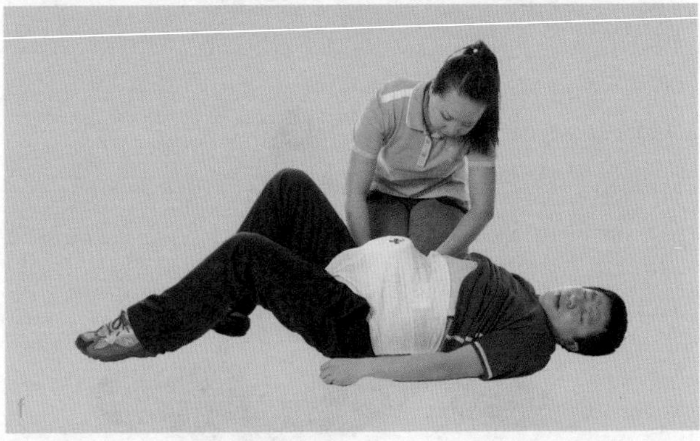
f

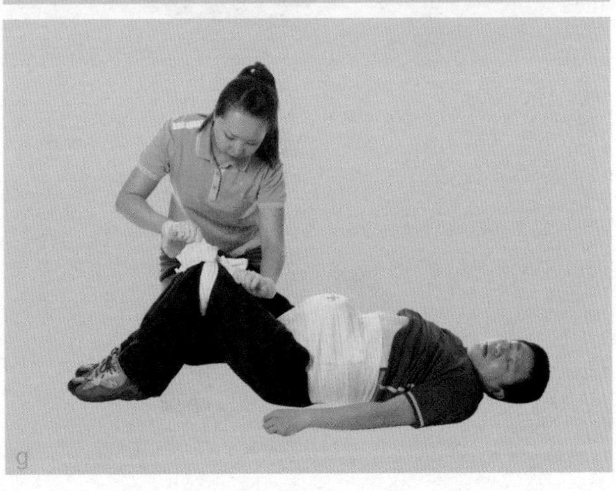
g

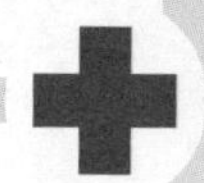

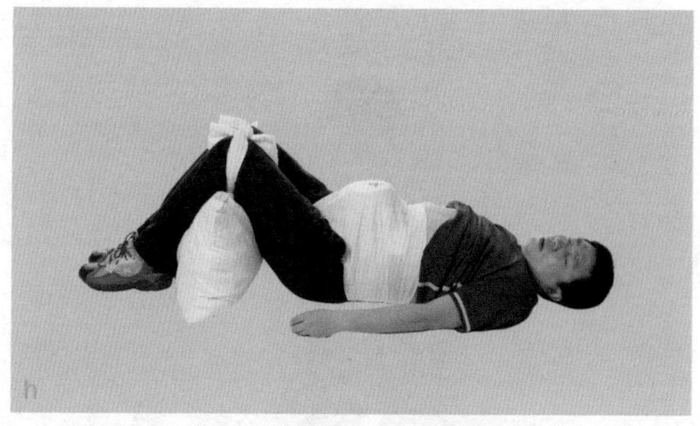

图 85 肠管溢出的现场处理

四、肢体离断伤

严重创伤，如车祸、机器碾轧伤、绞伤等可造成肢体离断，伤员伤势较重。多数肢体离断伤，血管很快回缩，并形成血栓，出血并非喷射性。

（一）伤员的处理（图 86a、b、c）

1. 环境安全，救护员做好自我防护。

2. 伤员坐位或平卧，迅速启动急救系统。

3. 迅速用大块敷料或干净的毛巾、手帕覆盖伤口，并用绷带回返式包扎。

4. 如出血多，加压包扎达不到止血目的，可用止血带止血。

5. 临时固定伤肢，如上肢离断采用大悬臂带悬吊伤肢，随时观察伤员生命体征。

（二）离断肢体的处理（图 87）

1. 将离断肢体用干净的敷料或布包裹，也可装入塑料袋中再包裹。将包裹好的断肢放入塑料袋中密封。

2. 再放入装有冰块的塑料袋中，交给医务人员。

3. 断肢不能直接放入水中、冰中，也不能用酒精浸泡，应将断肢放入 2~3℃的环境中。

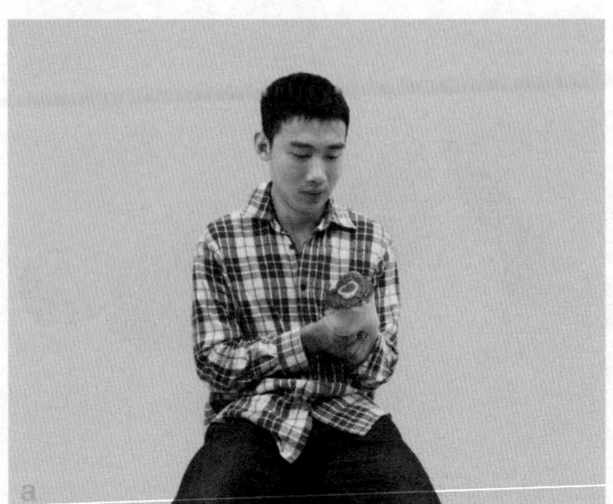

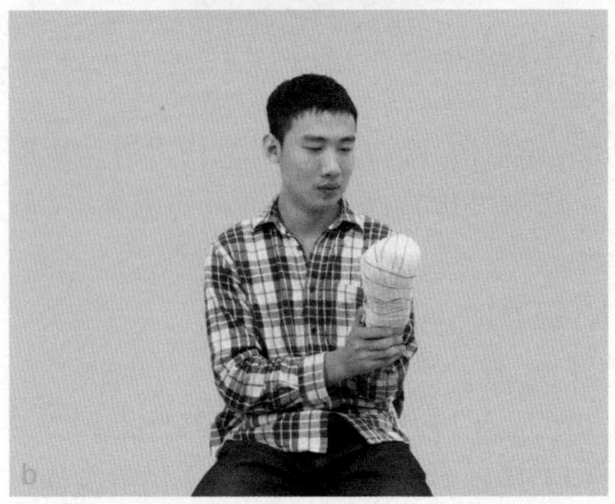

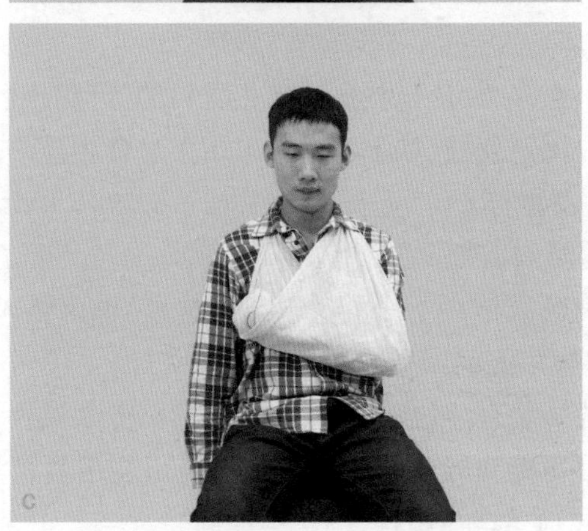

图 86　肢体离断伤伤员的处理

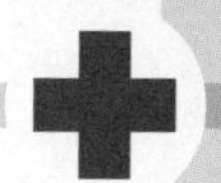

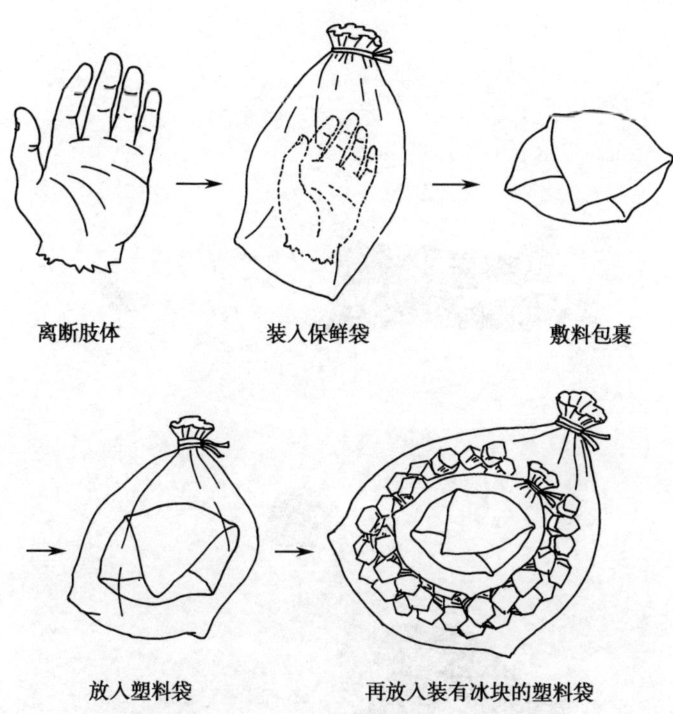

图 87 离断肢体现场处理

五、伤口异物

较大的异物(尖刀、钢筋、竹棍、木棍、玻璃等)扎入机体深部,不要拔除,因为可能会引起血管、神经或内脏的再损伤或大出血(图 88a、b、c)。

1. 环境安全,救护员做好自我防护。

2. 伤员取坐位或卧位,迅速启动急救系统。

3. 用两个绷带卷(毛巾、手帕、布料等做成布卷代替)沿肢体或躯干纵轴,左右夹住异物。

4. 用两条条带围绕肢体或躯干固定布卷及异物。

5. 在三角巾适当部位穿洞,套过异物暴露部位,包扎。

6. 将伤员置于适当体位,随时观察生命体征。

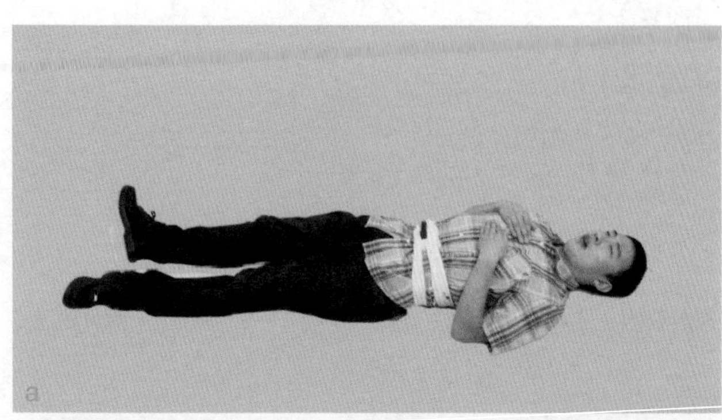

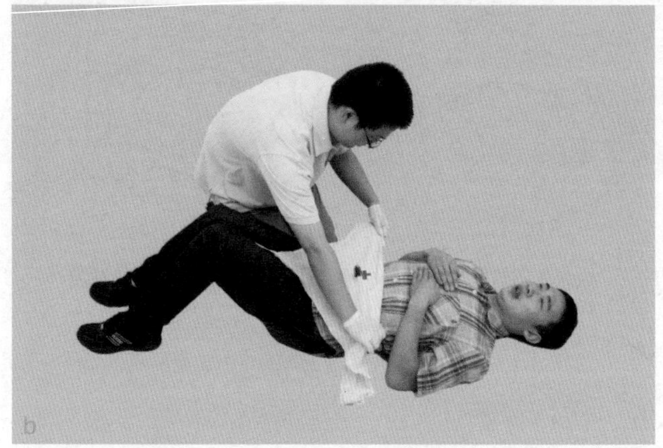

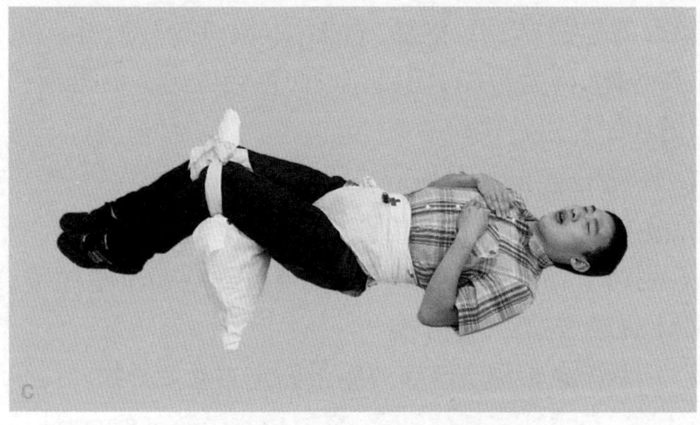

图 88 伤口异物的处理

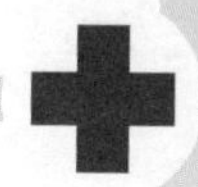

六、骨盆骨折

车祸、高空坠落、塌方砸伤等往往可造成骨盆骨折。骨盆骨折常合并内脏损伤,因骨盆血运丰富,骨折后易发生大出血(图 89a、b)。

1. 环境安全,救护员做好自我防护。
2. 伤员仰卧位,迅速启动急救系统。
3. 用三角巾或代用品(衣服、床单、桌布等)自伤员腰下插入后向下抻至臀部。
4. 将伤员双下肢屈曲,膝间加衬垫,固定双膝。
5. 三角巾由后向前包绕臀部捆扎紧,在下腹部打结固定。
6. 膝下垫软垫。
7. 随时观察伤员生命体征。

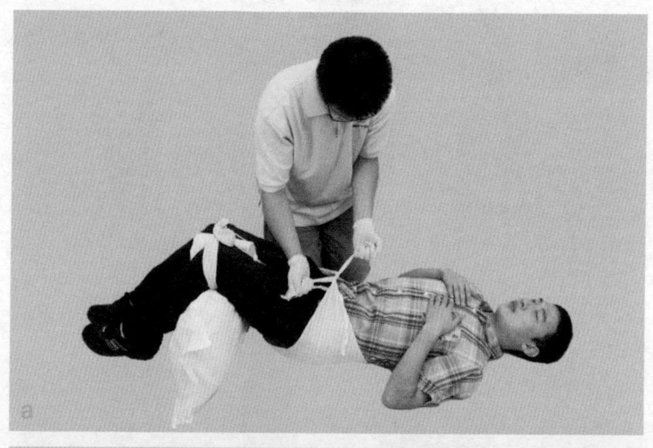

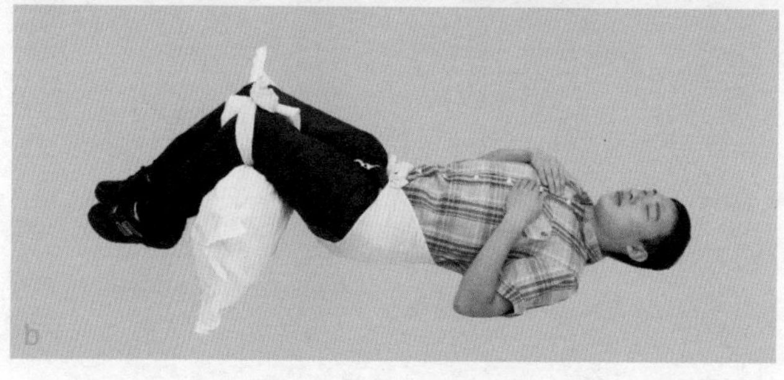

图 89 骨盆骨折固定

附:全身骨骼图(图 90,图 91a、b,图 92,图 93)

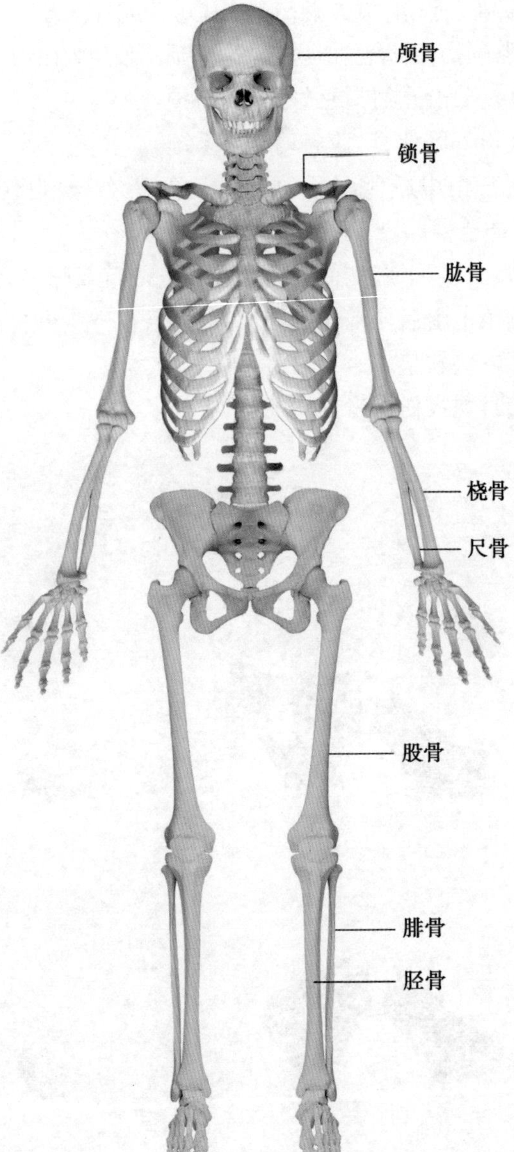

颅骨
锁骨
肱骨
桡骨
尺骨
股骨
腓骨
胫骨

图 90 人体骨骼

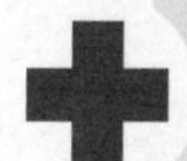

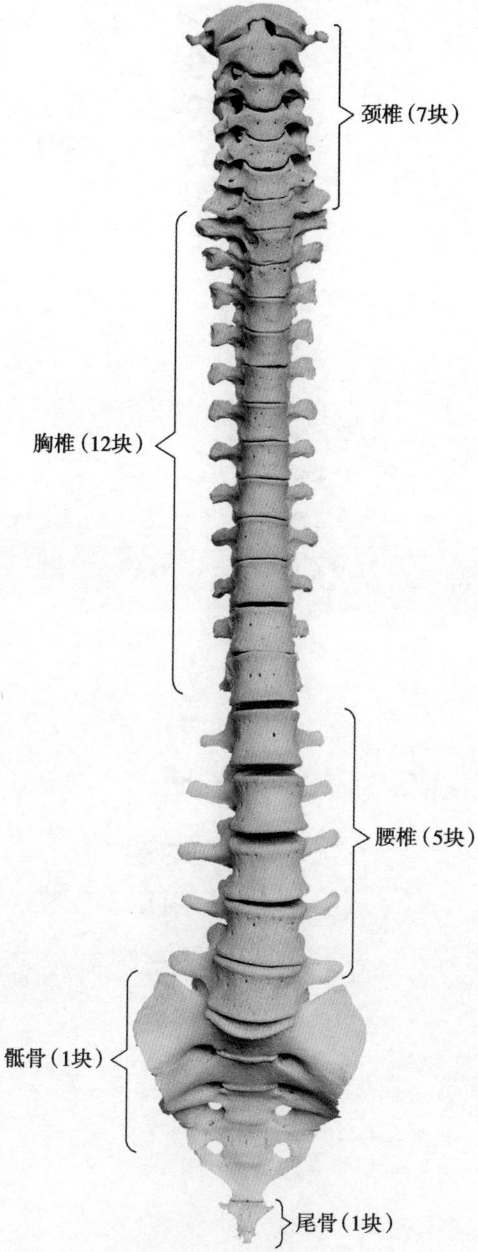

颈椎（7块）

胸椎（12块）

腰椎（5块）

骶骨（1块）

尾骨（1块）

图 91a 脊柱前面观

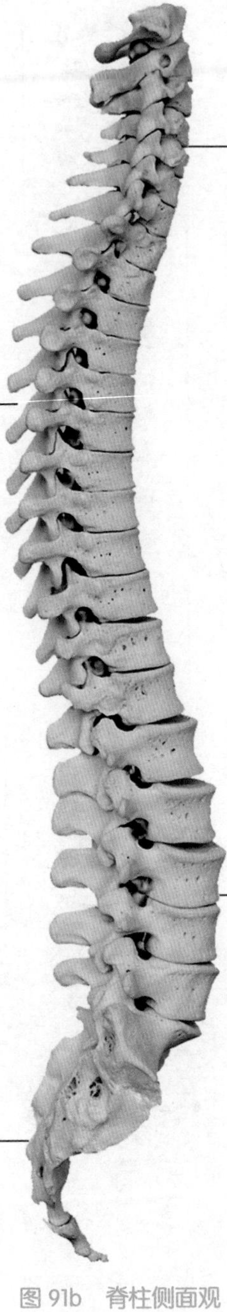

颈曲

胸曲

腰曲

骶曲

图 91b 脊柱侧面观

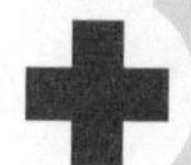

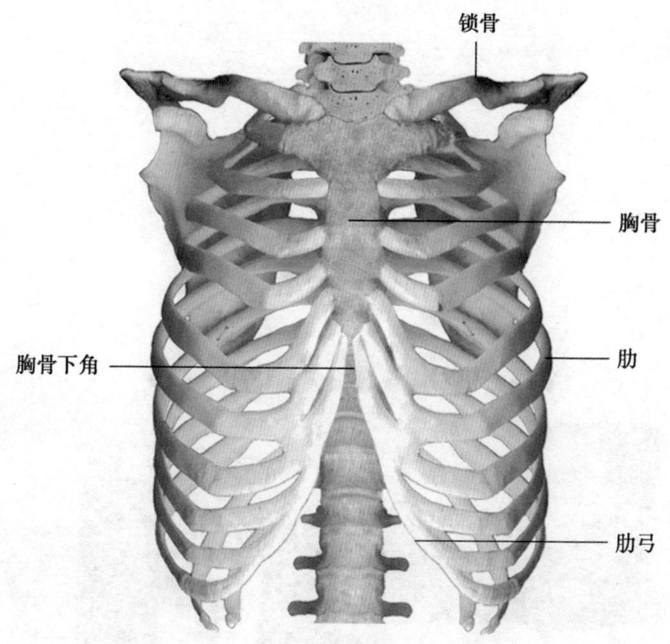

图 92 胸廓

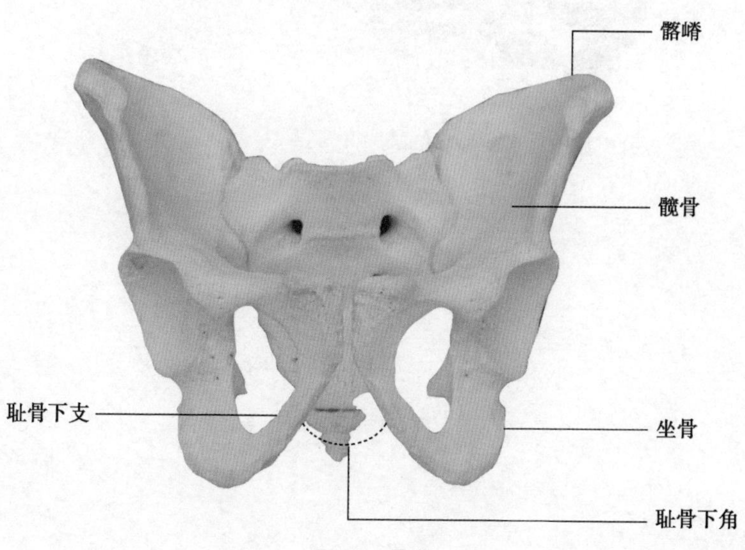

图 93 骨盆

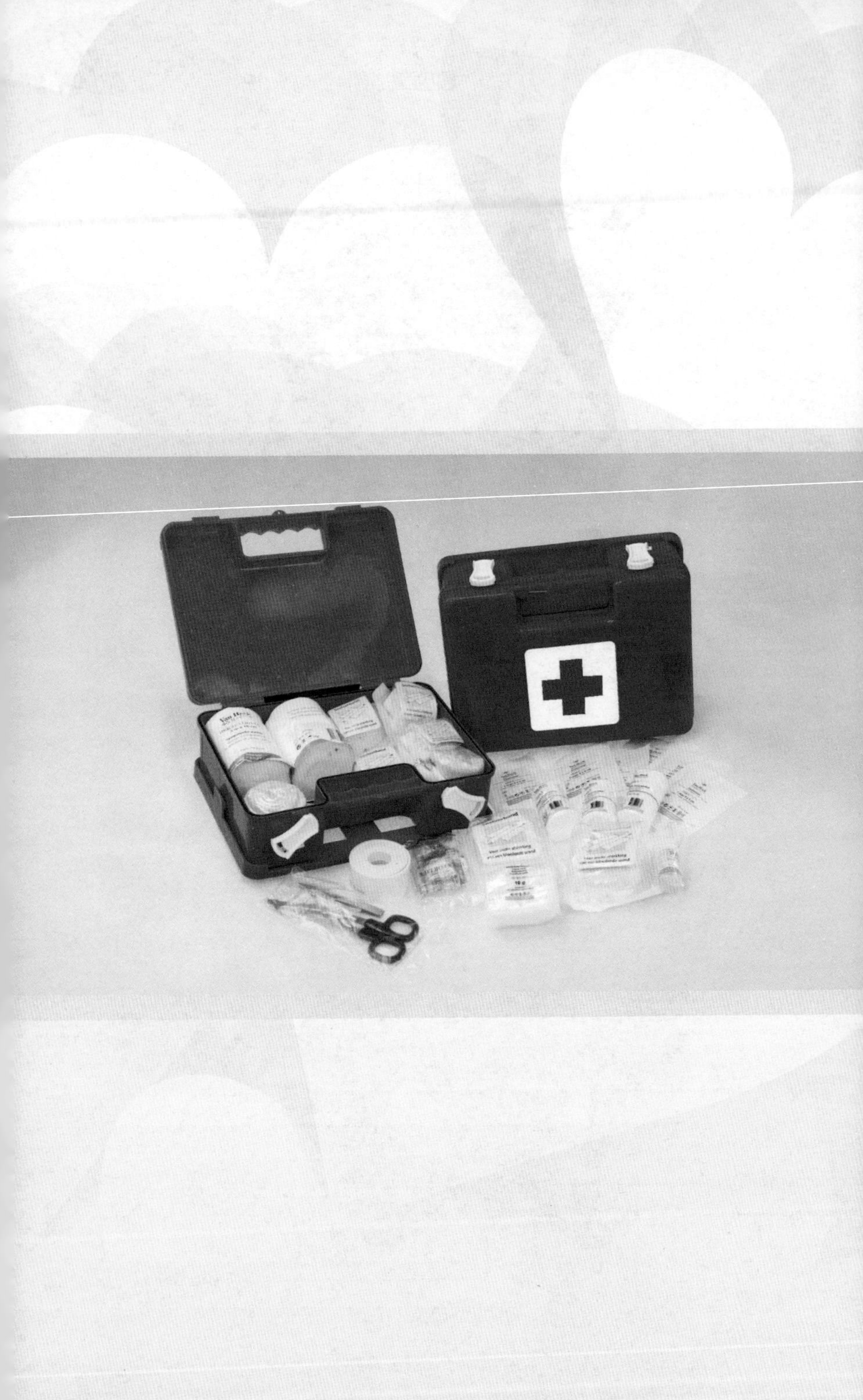

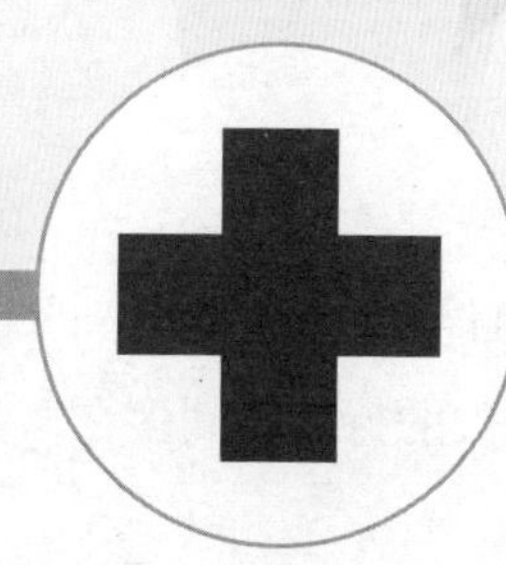

第五章

常见急症

第一节 晕 厥

晕厥俗称昏厥，是指患者突然发生严重的、一过性的脑供血障碍，从而导致的短暂意识丧失，发作时除意识完全丧失外，患者不能维持正常姿势而就地摔倒。

一、急症特点

突然发生迅速的、短暂的、自限性的、并且能够完全恢复的意识丧失，即所谓“来得快，去得快”。意识丧失的持续时间多在30秒以内。

二、应急救护原则

1. 立即将伤病员以仰卧位置于平地上，头略放低，松开过紧的衣领和腰带等。

2. 开窗通风，保持室内空气清新。

3. 观察患者的神志及生命体征，检查有无摔伤。

4. 上述处理未见好转，应拨打急救电话，或将患者送至就近的医院进一步诊治。

第二节 急性冠状动脉综合征

急性冠状动脉综合征（急性冠脉综合征）是冠状动脉内的不稳定粥样斑块破裂，导致血栓形成和（或）血管痉挛，造成血管严重狭窄或阻塞，从而引起以急性心肌缺血、坏死和心源性猝死为特征的综合征。

一、急症特点

胸痛、胸闷、出汗、恶心、呕吐、面色苍白、口唇青紫、恐惧和濒死感等。

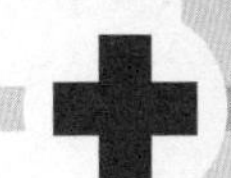

二、应急救护原则

1. 立即原地静卧休息。

2. 立即拨打急救电话，要求装备除颤设备的救护车。

3. 密切观察病情，如已出现呼吸、心搏停止，应立即予以心肺复苏。

4. 正确协助患者服药

(1) 硝酸甘油：首次舌下含服0.5mg(1片)，3~5分钟后如症状不缓解，可再次含服1片。

(2) 阿司匹林：300mg，嚼服。

5. 有条件时可以协助患者吸氧。

第三节 脑卒中

脑卒中又称为中风，是由于脑局部血液循环障碍所导致的神经功能缺损综合征，是引起中老年死亡的主要原因之一。脑卒中可分为出血性卒中(脑出血、蛛网膜下腔出血)和缺血性卒中(脑栓塞、脑血栓形成)两大类。

一、急症特点

肢体麻木、运动和语言障碍、意识障碍、头痛、呕吐。

二、应急救护原则

1. 将患者安置在一个舒适的位置，防止误吸或气道阻塞。

2. 及时拨打“120”或送医院。

3. 保持通风，如有条件可予吸氧。

4. 观察生命体征，如出现呼吸、心搏停止，应立即进行心肺复苏。

5. 暂时禁止患者进食、进水。

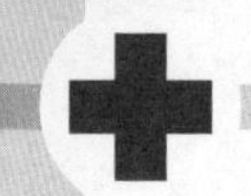

第四节 糖尿病急症

糖尿病急症主要有糖尿病酮症酸中毒、高血糖高渗状态、低血糖症等。本节重点介绍低血糖症。

一、急症特点

出汗、颤抖、心悸、焦虑、紧张、饥饿感、软弱无力、面色苍白、四肢发冷、脉搏增快等。

二、应急救护原则

1. 安静，平卧位，注意观察生命体征，保持气道通畅。
2. 有条件时可测试血糖水平。
3. 意识清醒者鼓励他们进食甜食或糖水。
4. 严重者拨打急救电话，迅速护送至医院。

第五节 支气管哮喘

一、急症特点

多数患者有支气管哮喘发作史。常见症状有咳嗽、喘息、呼吸困难、胸闷、发绀，严重时被迫采取坐位或端坐呼吸。

二、应急救护原则

1. 呼吸困难的患者采取舒适体位，松开过紧的衣物，保持气道通畅。如有条件应立即给予吸氧。

2. 经过培训的救护员可帮助呼吸困难的患者使用自备的支气管扩张药。

3. 立即呼叫“120”，送就近医院进一步诊治。

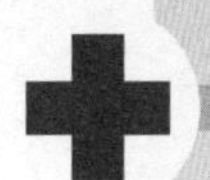

第六节 癫　痫

癫痫俗称“羊角风”。

一、急症特点

反应迟钝，流口水，两眼上翻，肢体僵硬，突发、不可控制的节律性肌肉收缩（抽搐），大小便失禁，呼吸不规则。

二、应急救护原则

1. 立即扶住患者，平放地上，以免摔伤。

2. 保持呼吸道通畅，如有条件予以吸氧。

3. 移除可能造成伤害的物体，松开衣物并通风。将毛巾或衣物垫在患者头下方，以保护患者头部，不要限制呼吸道。

4. 拨打急救电话，送就近医院诊治。

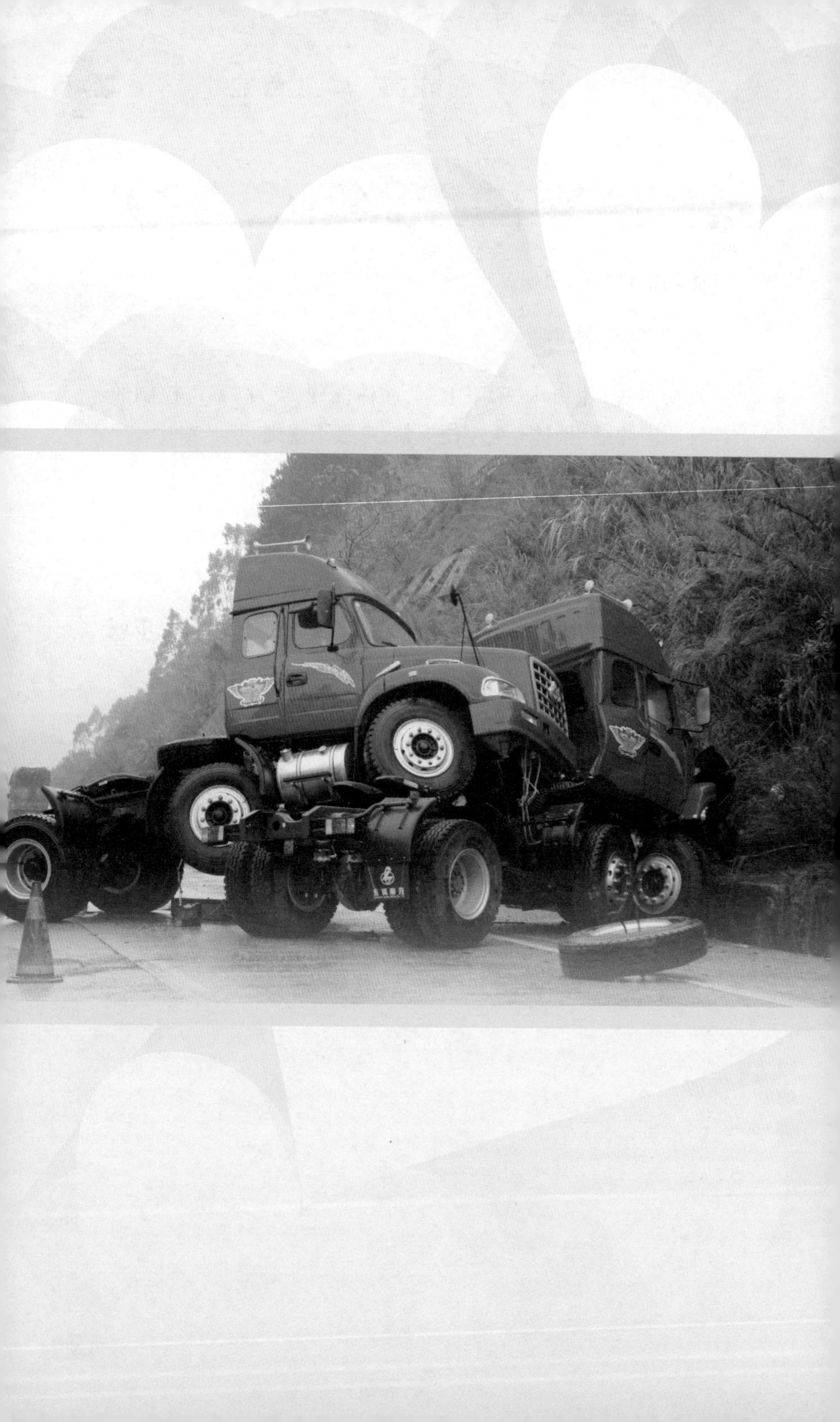

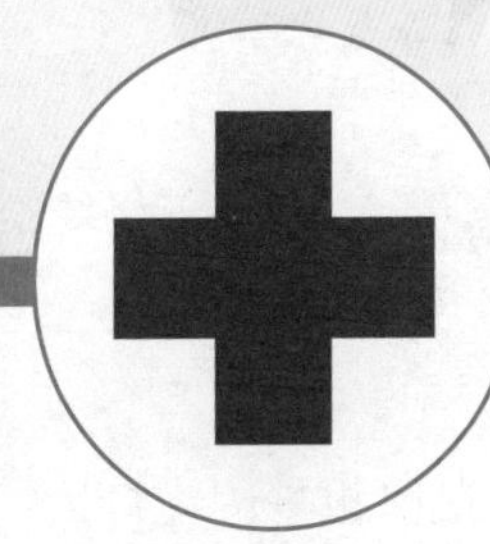

第六章

意外伤害

常见的意外伤害有交通事故、烧烫伤、淹溺、电击伤、中毒、中暑、冻伤等。

第一节 交通事故

交通事故是最常见的、死亡率最高的意外伤害之一。

应急救护原则：

1. 紧急呼救，立即拨打“120”“122”“110”。

2. 评估环境是否安全，做好自我保护。

3. 除处境十分危险外，切勿立即移动伤员。

4. 呼救同时，将事故车辆关闭引擎，打开危险报警闪光灯，拉紧手刹或用石块固定车辆，防止其滑动。摆放三角形警示牌。

5. 遵循先救命、后治伤原则，争分夺秒，抢救危重伤病员。

6. 在救护过程中，要保护事故现场，以便给事故责任划分提供可靠证据。

第二节 烧烫伤

烧烫伤是生活中常见的意外伤害，由火焰、沸水、热油、电流、热蒸气、辐射、化学物质（强酸强碱）等引起。

（一）烧伤分度

烧伤对人体组织的损伤程度一般分为三度（见表4）。

（二）应急救护原则

除去伤因，脱离现场，保护创面，维持呼吸道通畅。

1. 立即用冷的自来水（15~25℃）持续冲洗（或浸泡伤处）降温直至疼痛缓解；烧伤面积较大时（20%以上），同时紧急呼救，启动急救系统。

2. 迅速剪开取下伤处的衣裤、袜类，切不可强行剥脱，取下受伤处的饰物。

3. 一度烧烫伤可涂外用烧烫伤药膏。

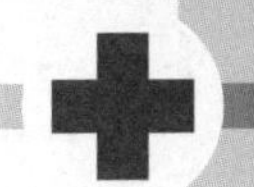

表4　烧烫伤三度四分法

Ⅰ度烧烫伤 （红斑性烧伤）		轻度红、肿、热、痛，感觉敏感，表面干燥无水疱
Ⅱ度 （水疱性烧伤）	浅Ⅱ度	剧痛，感觉敏感，有水疱，疱皮脱落后，可见创面均匀发红、水肿明显
	深Ⅱ度	感觉迟钝，有或无水疱，基底苍白，间有红色斑点，创面潮湿
Ⅲ度		痛感消失，无弹性，干燥，无水疱，如皮革状、蜡白、焦黄或炭化；严重时可伤及肌肉、神经、血管、骨骼和内脏

4. 二度烧烫伤，表皮水疱不要刺破，不要在创面上涂任何油脂或药膏，应用清洁的敷料或保鲜膜覆盖伤部，并立即送医院。

5. 严重口渴者，可口服少量淡盐水或淡盐茶水，条件许可时可用烧伤饮料。

6. 窒息者，进行CPR。

第三节　中　暑

高温、高湿是导致中暑的根本原因。体内热量不断产生，散热困难；外界高温又作用于人体，体内热量越积越多，加之体温调节中枢发生障碍，身体无法调节，最后引起中暑。

一、症状

多汗、口渴、乏力、头晕、头痛、眼花、耳鸣、恶心、胸闷、心悸、体温正常或略高。

二、应急救护原则

1. 立即将患者转移到阴凉、通风或温度较低的环境。

2. 口服淡盐水或含盐清凉饮料，还可服用藿香正气水、十滴水、人丹等。

3. 体温升高者，可采用冷敷（用冰袋冷敷双侧腋下、颈动脉处及腹股沟区等）、冷水擦浴全身（除胸部）。

4. 必要时呼叫“120”。

第四节 电击伤

电击伤是指一定量的电流通过人体引起的机体损伤和功能障碍。电流对人致命的伤害是引起心室颤动、心搏骤停、呼吸肌麻痹，其中心搏骤停是触电后立即死亡的主要原因。因而及时有效的心肺复苏、电击除颤是抢救成功的关键。

一、症状

轻者有惊吓、发麻、心悸、头晕、乏力，一般可自行恢复。重者出现强直性肌肉收缩、昏迷、休克、心室颤动。

二、应急救护原则

1. 迅速切断电源，或用干木棍、竹竿等不导电物体将电线挑开。电源不明时，不能用手直接接触伤员，在确定伤员不带电的情况下立即救护。

2. 在浴室或潮湿地方，救护员要穿绝缘胶鞋，戴胶皮手套或站在干燥木板上以保护自身安全。

3. 紧急呼救，启动急救系统。

4. 立即给呼吸、心搏骤停者进行心肺复苏，有条件时尽早使用 AED 进行心脏电除颤。

5. 烧伤局部应进行创面的简易包扎。

第五节 淹溺

淹溺是指人被淹没在水或其他液体介质中并导致呼吸障碍

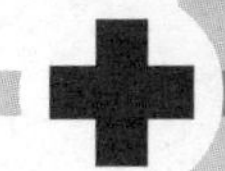

及窒息的状况。淹溺的过程很快,一般 4~6 分钟就可因呼吸、心搏停止而死亡。因此,要争分夺秒迅速积极抢救。

应急救护原则:

1. 水中救护

(1) 充分做好自我保护。如无救助能力,千万不要贸然跳入水中,应立即高声呼救。

(2) 迅速接近落水者,从其后面靠近,不要被慌乱挣扎中的落水者抓住。

(3) 有条件的采用可以漂浮的脊柱板救护落水者。

2. 岸上救护

(1) 立即清除口鼻异物,保持呼吸道通畅。

(2) 无呼吸、心搏者,立即给予 2~5 次人工呼吸,然后开始实施 CPR,五组后判断复苏效果。

(3) 不要轻易放弃抢救,特别是低体温情况下,抢救应坚持到医务人员到达现场。

(4) 一旦恢复呼吸、心搏,可用干毛巾为淹溺者擦拭全身,自四肢、躯干向心脏方向摩擦,以促进血液循环。

第六节 犬 咬 伤

一、犬咬伤与狂犬病

犬咬伤和狂犬病逐年增加,已成为全球性的严重的公共卫生问题。狂犬病是被感染狂犬病病毒的动物,常见的狗、猫等咬伤、抓伤、舔舐伤口或黏膜而引起的急性传染病。

二、狂犬病的临床表现

特有的恐水、怕风、咽肌痉挛、进行性瘫痪(麻痹),因恐水严重,又称恐水症。一旦发病,进展迅速,生存的可能性极小,病死

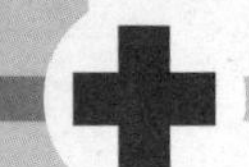

率几乎为100%。

三、应急救护原则

1. 戴双层橡胶手套进行伤口处置。

2. 立即用肥皂水或清水冲洗伤口至少15分钟。

3. 不包扎伤口，立即到就近的医疗卫生机构注射狂犬病疫苗和破伤风抗毒素。

4. 注射疫苗期间，要严格遵照医嘱，保证及时、全程、足量注射，规律作息，避免剧烈运动，禁食烟、酒、浓茶、咖啡和辛辣刺激食物。

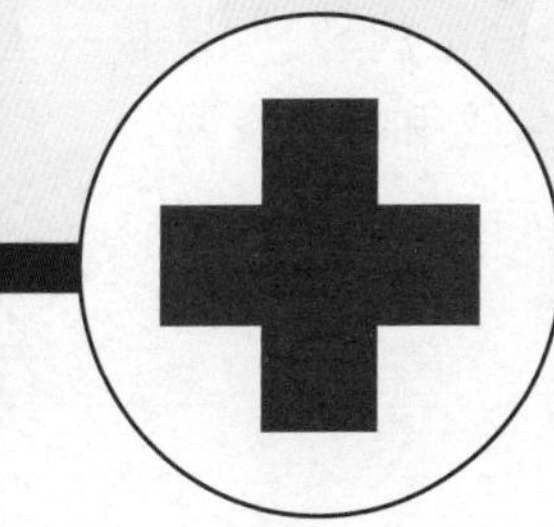

第七章

突发事件

第一节　火　灾

一、概述

在各类自然灾害中，火灾是不受时间、空间限制，发生频率较高的灾害，也是最经常、最普遍的危胁公众安全和社会发展的主要灾害之一。

二、火灾避险原则

报警、扑救、撤离。

（一）报警

不论何时何地，一旦发现火灾，立即向“119”报警。

报警内容：单位、地址、起火部位、燃烧物质、火势大小、有无人员被困、周围有无易燃易爆物品、进入火场路线以及联系人姓名、电话等，并派人到路口接应消防车进入火场。

（二）扑救

1. **电器着火**　要立即切断电源，用干粉或气体灭火器灭火，不可泼水。

2. **油锅着火**　迅速关闭燃气阀门，盖上锅盖或湿布，还可以把切好的蔬菜倒在锅里。

3. **室内的沙发、棉被等物品着火**　可立刻用水浇灭。

4. **液化气罐着火**　立即关闭阀门，可用浸湿的被褥、衣物等捂盖。

5. **身上着火**　不要奔跑，立即躺倒，翻滚灭火或跳入就近的水池，其他人也可用厚重衣物或被子覆盖着火部位灭火。

（三）撤离

如果火势较大，超过自己的扑救能力，应想方设法尽早撤离。保持镇静，简易防护，低姿逃生，也可利用阳台、窗口逃生，建立避难场所，等待救援，必要时发出信号，寻求援助，万不得已

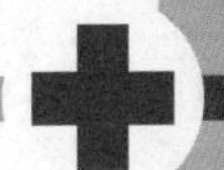

被迫跳楼时要缩小落差。

三、应急救护要点

1. 做好自我保护。

2. 迅速转移伤员。

3. 立即抢救生命　保持呼吸道通畅(判断伤员是否有呼吸道烧伤),对呼吸、心搏骤停者实施心肺复苏。

4. 保护烧伤创面。

5. 伤员转运　应急救护后,应立即送往医院救治。

第二节 地　震

一、概述

地震在自然灾害中属于受灾面积广、破坏性强、死伤人数多的地质灾害,往往会在瞬间给人类和社会造成巨大损失。

二、各种场所的避震

(一) 室内避震

1. 迅速躲在低矮、坚固的家具旁或内承重墙墙角等易形成避震空间的地方。

2. 躲进开间小、有支撑物的房间,如卫生间、储藏室等。

3. 千万不要轻易跳楼,也不要滞留在床上。

4. 不要到外墙边、窗边或阳台上避震。

5. 不要躲在楼梯处和电梯里。

(二) 学校避震

1. 上课时发生地震,要在老师指挥下迅速抱头、闭眼、躲在各自的课桌旁边,震后迅速有序撤离。

2. 在操场或室外时,可原地蹲下,双手保护头部,注意避开高大建筑物或危险物。

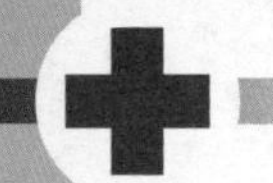

3. 不要跳窗、跳楼或在楼梯处停留。

（三）公共场所避震

1. 震时就近在牢固物旁蹲伏，震后有序撤离，避免拥挤。不要乘坐电梯，不要在楼梯处停留。

2. 在体育场馆、影剧院内，就地蹲下或趴在排椅旁，注意避开悬挂物，用书包等物保护头部。

3. 在商场、展览馆、饭店等处，要选择内墙角，柱子旁，结实的柜台、商品（如低矮家具等）旁，迅速蹲下。避开玻璃柜台、门窗和橱窗等。

4. 在公交车上，要抓牢扶手，降低重心，躲在座位附近。

（四）户外避震

1. 就地选择开阔地蹲下或趴下，不要立即返回室内。

2. 避开高大建筑物，特别要避开有玻璃幕墙的建筑、过街天桥、立交桥、高大的烟囱、水塔等。

3. 避开危险物，如变电器、电线杆、路灯、广告牌等。

4. 避开其他危险场所，如生产危险品的工厂、储藏易燃易爆品的仓库等。

5. 如果在野外，不要在山脚下、悬崖边停留。遇到山崩、滑坡，要向垂直于滚石前进的方向跑。

6. 要避开河边、湖边、海边，以防河堤坍塌、溃坝、洪水或出现海啸。

7. 避开桥面或桥下，以防桥梁坍塌。

第三节 踩 踏

一、概述

踩踏事件是指在某一事件或某个活动过程中，因聚集人群过度拥挤，致使部分人因行走或站立不稳而跌倒未能及时爬起，被人踩在脚下或压在身下，短时间内无法及时控制的混乱场面。

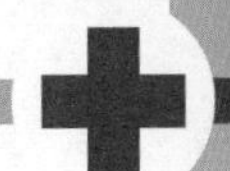

二、避险原则

1. 不要在人群拥挤的地方停留。

2. 在公共场所发生意外情况时,要听从工作人员的指挥,有序撤离。

3. 发现慌乱人群向自己方向涌来时,要快速躲到一旁,或在附近的墙角蹲下,等人群过后再离开。

4. 万一被卷入拥挤的人群,要保持镇静,顺人流方向走。不要弯腰提鞋、系鞋带或拾物。

5. 发现前面有人突然摔倒,立即停下脚步,同时大声呼救,告知后面的人不要向前靠近。

6. 在拥挤混乱的情况下,要双脚站稳,保持身体平衡,抓住身边的栏杆、柱子或看台的椅子等物。

7. 被人群拥着前行时,要撑开手臂放在胸前,背向前弯,形成一定的空间,以保持呼吸道畅通。

8. 万一被人挤倒在地,不要惊慌,设法使身体蜷缩成球状,双手紧扣置于颈后,保护好头、颈、胸、腹部重要部位。如有可能,要设法靠近墙壁或其他支撑物,并尽一切可能在最短的时间内站起来。

三、应急救护原则

1. 踩踏事故发生后,立即报警。要听从统一指挥,有秩序地撤离。

2. 检伤分类,先重伤后轻伤。

3. 呼吸、心搏骤停的患者立即实施心肺复苏。